CONJUNTIVITIS ALÉRGICAS: DIAGNÓSTICO Y TRATAMIENTO

Johanna Garzón P.

50 AÑOS UNIVERSIDAD DE LA SALLE
Facultad de Ciencias de la Salud
2015

Garzón, Johanna
Conjuntivitis alérgicas : diagnóstico y tratamiento / Johanna Garzón. -- Bogotá : Ediciones Unisalle, 2015.
78 páginas : fotos ; 14 × 21 cm.
Incluye índice de contenido.
ISBN 978-958-8939-23-0
1. Conjuntivitis alérgica - Diagnóstico 2. Conjuntivitis alérgica - Tratamiento 3. Enfermedades de los ojos - Tratamiento 4. Optometría I. Sánchez Ruiz, Nancy II. Tít.
617.773 cd 21 ed.
A1508314

CEP-Banco de la República-Biblioteca Luis Ángel Arango

ISBN: 978-958-8939-23-0
Primera edición: Bogotá, D. C., noviembre del 2015

Edición
Oficina de Publicaciones
Cra. 5 No. 59A-44 Edificio Administrativo 3.er piso
PBX: (571) 348 8000 Extensión: 1224
Directo: (571) 348 8047 Fax: (571) 217 0885
publicaciones@lasalle.edu.co

Dirección editorial
Guillermo Alberto González Triana

Coordinación editorial
Marcela Garzón Gualteros

Corrección de estilo
Alejandro Osorno

Diagramación
Margoth de Olivos SAS

Diseño de portada
Giovanny Pinzón Salamanca

Imágenes de portada
Johanna Garzón P.

Impresión
Xpress Estudio Gráfico y Digital S. A.

Impreso y hecho en Colombia
Printed and made in Colombia

Contenido

Fede y Santi
Razones suficientes para vivir

Prólogo

Esta publicación compila los temas más importantes sobre las características clínicas, el diagnóstico y las alternativas terapéuticas en las alergias oculares y presenta un material científico y actualizado sobre el abordaje clínico para el diagnóstico y el tratamiento de las conjuntivitis alérgicas, patología que constituye una de las causas más frecuentes en la morbilidad ocular de la población mundial, y que afecta principalmente a las edades pediátricas.

Los síntomas de las conjuntivitis alérgicas comprenden sensación de cuerpo extraño, ardor, lagrimeo y prurito ocular, explicados por múltiples procesos inmunológicos tanto agudos como crónicos, los cuales constituyen a esta como una patología potencialmente promotora de remodelación en el tejido conjuntival y corneal, que es un factor de riesgo para la visión. Por eso es fundamental identificar, a través de características clínicas, las diferentes presentaciones de las conjuntivitis alérgicas, para que de esta manera se pueda asociar su componente fisiopatológico y así seleccionar la mejor alternativa fármaco-terapéutica que reduzca la progresión de los síntomas y signos inflamatorios en la superficie ocular.

Actualmente, se encuentra gran disponibilidad de opciones farmacológicas tópicas para el tratamiento y control de los síntomas asociados a las alergias oculares, por lo que es fundamental señalar su eficacia y utilidad clínica, basada en la evidencia. Por tal motivo, mediante este documento se pretende exponer de manera sencilla, cómo se diagnostican las diferentes conjuntivitis alérgicas y la forma de realizar el tratamiento farmacológico del caso, con la opción más eficaz y segura.

Este libro está organizado en capítulos que abordan la fisiopatología de la enfermedad con sus características clínicas, la clasificación y el tratamiento farmacológico de uso tópico mediante la aplicación de antialérgicos y antiinflamatorios.

Es importante resaltar el grado de experiencia que refleja la autora en el campo de la farmacología clínica, superficie y alergia ocular, fundamentado en el recurso investigativo, lo que hace de este material escrito un valioso manuscrito actualizado de consulta para los profesionales de la salud visual y ocular.

Marcelo Carrizosa Murcia
Héctor Pérez Estepa
Docentes Universidad de La Salle, OD.

Capítulo 1

Generalidades

Las conjuntivitis alérgicas afectan aproximadamente entre 10 y 15 % de la población infantil norteamericana, según los reportes del Instituto Nacional de Salud y nutrición de Estados Unidos (Singh, Axelrod y Bielory, 2010). La patología alérgica ocular se caracteriza por respuestas de hipersensibilidad inmediata y tardía causadas por múltiples factores, tanto ambientales o externos, llamados alérgenos, así como por predisposición genética. El desarrollo de la enfermedad presenta respuestas inflamatorias de la superficie ocular, especialmente en la conjuntiva bulbar, tarsal, limbo, cornea periférica y párpados.

La respuesta inflamatoria que representa la patología involucra células inmunológicas como mastocitos, eosinófilos, linfocitos, con especial expresión del ARN_m de citoquinas inflamatorias como interleuquinas 3, 4 y 5 (IL-3, IL-4, IL-5), lo que afecta la activación de las células Th2. Sin embargo, la fisiopatología tiene variaciones significativas de acuerdo con el tipo de conjuntivitis alérgica (López-Piedrahita, Sánchez y Ramírez, 2013), y es así como los marcadores específicos inmunológicos, químicos y celulares manifiestan signos y síntomas especiales como ardor, hiperemia ocular, edema, presencia de papilas y prurito (Gould, 2005). Para iniciar, es necesario conocer las características del tejido conjuntival y de esta manera identificar los procesos fisiopatológicos involucrados en la enfermedad alérgica.

1.1. MORFOFISIOLOGÍA DE LA CONJUNTIVA

La conjuntiva aparece aproximadamente cerca del borde palpebral y rodea la córnea en unos dos milímetros, por lo cual anatómicamente representa varias porciones: porción tarsal o palpebral, porción bulbar y fórnix o saco conjuntival. La conjuntiva es una membrana mucosa compuesta por tejido epitelial de revestimiento y una lámina propia formada por células glandulares responsables de secreciones fundamentales para la salud de la superficie ocular, como la secreción de mucina que se requiere para la estabilidad y adherencia de la película lagrimal a la córnea (figura 1).

La disposición histológica de la conjuntiva normal está formada por un epitelio escamoso no queratinizado estratificado, que tiene aproximadamente de dos a diez capas celulares de espesor e inicia en el epitelio superficial, seguido de la lámina propia o estroma y termina sobre la capa basal. Este epitelio se conjuga con el epitelio y con el epitelio escamoso estratificado y queratinizado de la epidermis cutánea en el borde palpebral, a lo largo del margen posterior de los orificios de las glándulas de Meibomio; por esto es de gran importancia en la unidad funcional lagrimal (Liu, Sheha, y Tseng, 2010). En la tabla 1 se sintetiza la disposición histológica de la conjuntiva y sus componentes celulares.

Figura 1. Representación histológica de la conjuntiva, que muestra los estratos histológicos

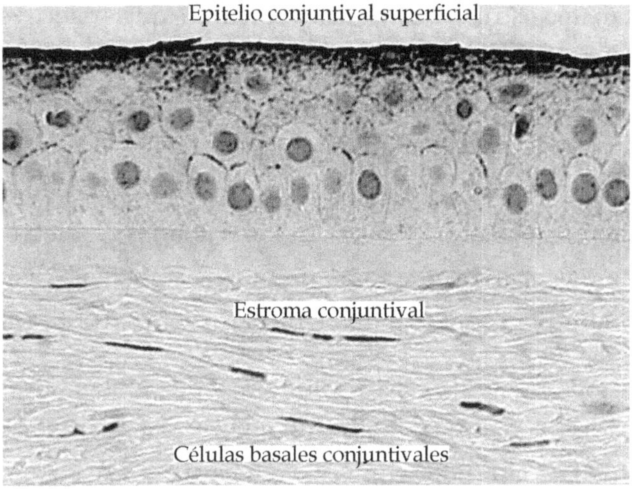

Fuente: Mission for Vision (2005).

Tabla 1. Características histológicas de la conjuntiva

Porción conjuntival	Número de capas	Componentes celulares
Marginal	5 estratos de células epiteliales no queratinizadas	Células escamosas superficiales. Subepiteliales poliédricas y profundas cilíndricas.
Tarsal	2 capas de células epiteliales estratificadas cuboideas	Capa superficial células cilíndricas y capa profunda células cuboides.
Bulbar	3 capas de células epiteliales estratificadas escamosas cuboideas	Capa superficial células cilíndricas, capa media células poliédricas y capa profunda células cuboides.
Fórnix	3 capas de células epiteliales escamosas estratificadas cuboideas	Capa superficial células cilíndricas, capa media células poliédricas y capa profunda células cuboides.
Limbal	10 capas de células epiteliales escamosas estratificadas cuboideas	Capa superficial con aproximadamente 5 estratos de células escamosas. Capa media células poligonales y capa superficial con células cuboides.

Fuente: elaboración propia.

El epitelio conjuntival es estratificado no queratinizado, es decir, formado por varias capas de células, en las que las superficiales presentan una estructura cilíndrica con una característica especial: la presencia de microvellosidades que tiene la función de adherir o anclar la película lagrimal a toda la superficie ocular. Este tejido epitelial forma aproximadamente cinco capas en la zona bulbar y un poco menos en la zona tarsal (Pérez, 2012). Las células secretoras que conforman el tejido son las llamadas Goblet, que son células apocrinas, productoras de moco o mucinas, dispuestas en la conjuntiva tarsal y también en el fórnix y en la tarsal.

Aproximadamente existen 1,5 millones de células Goblet, con mayor proporción en el cuadrante inferotemporal y son dependientes de la edad (Boddeda, Vijaya y Battu, 2014). Estas células, también llamadas caliciformes, permiten la humidificación de la superficie ocular hidrofóbica por la capa acuosa de la película lagrimal (Johnson y Murphy, 2004), y además, a través de las vesículas que se encuentran en su interior, producen y sintetizan las mucinas, compuestas por lípidos, electrolitos, mucopolisacáridos, agua y enzimas, que además de desempeñar un papel fundamental en la película lagrimal, también tienen un papel protector que atrapa patógenos (Zhoua *et al.*, 2014).

El estroma conjuntival presenta una capa linfoide superficial compuesta por gran número de linfocitos y una fibrosa profunda compuesta por vasos y nervios, lo cual aporta componentes celulares inmunológicos necesarios para iniciar y mediar las reacciones inflamatorias para la protección ocular. El epitelio conjuntival de la mucosa conjuntival tiene varias capas celulares y se localizan también linfocitos, células presentadoras de antígeno (células de

Langerhans) y otros mediadores de las respuestas inmunológicas propias de la superficie ocular (Bartra y Arrondo, 2005).

En esta zona se localiza otro componente glandular: las células de Krause, que están en la carúncula y fórnix superior, y las de Wolfring, localizadas en el borde superior del tarso superior, y en el borde inferior del tarso inferior, cuya función es la secreción de componentes acuosos, electrolitos y lípidos de baja densidad (Pérez, 2012), fundamentales para la formación de la capa acuosa de la película lagrimal. El aporte de lactoferrina, inmunoglobulina A, lizosima, beta-lisina y leucocitos es esencial como barrera de protección de la superficie ocular contra patógenos, y sus funciones incluyen mantener el equilibrio de la película lagrimal, así como la función de reparación de la superficie ocular gracias a factores de crecimiento epidérmico, como el EGF (*epidermical growth factor*).

Tanto en el estroma conjuntival como en las células basales, que presentan una forma cúbica y están adheridas mediante hemidesmosomas a una membrana basal típica, se encuentran grandes cantidades de colágeno tipo I, localizado en la matriz extracelular y cuyas fibrillas son sintetizadas por fibroblastos (Zhoua *et al.*, 2014). La presencia de este tipo de colágeno favorece la reepitelización en las capas superficiales del epitelio conjuntival y corneal, por lo que cualquier patología inflamatoria de la conjuntiva influye directamente en la estabilidad de la película lagrimal y en la del epitelio corneal.

1.2. MECANISMOS INMUNOLÓGICOS EN LA CONJUNTIVA

La conjuntiva es un epitelio de revestimiento que tiene funciones de protección en la superficie ocular, no solo por su estrecha relación con la película lagrimal, sino especialmente por la presencia de células inmunológicas que se disponen en los estratos histológicos de la conjuntiva. Se han diferenciado en el estroma de conjuntivas normales, células T, macrófagos, células B y neutrófilos que migran hasta la superficie en casos de injuria inminente.

En la zona estromal conjuntival o lamina propia principalmente de la zona bulbar, se encuentran mastocitos, concentrados alrededor de los vasos sanguíneos y linfáticos, los cuales tienen gran contenido de triptasa y quimasa en sus gránulos secretores, responsables de respuestas inmunes agudas en alergias (Bartra y Arrondo, 2005). Una de las principales funciones de defensa de la conjuntiva es realizada por las células presentadoras de antígenos o células de Langerhans, y se manifiesta a través de signos en las conjuntivitis alérgicas (figura 2), que son reconocidos por los marcadores de linfocitos T CD1. Estas células que tienen un aspecto dendrítico se encargan de expresar antígenos como el leucocitario humano de clase II (HLA II), y su función es presentar estos antígenos a las células T para que estas los reconozcan y memoricen. De igual manera, se inducen mecanismos de fagocitosis y producción de proteínas y citoquinas inflamatorias llamadas leucotrienos, que contribuyen a la respuesta inflamatoria en la conjuntiva, lo que representa los signos típicos de las conjuntivitis como enrojecimiento, edema y dolor.

Figura 2. Representación gráfica de los componentes inmunológicos de la conjuntiva

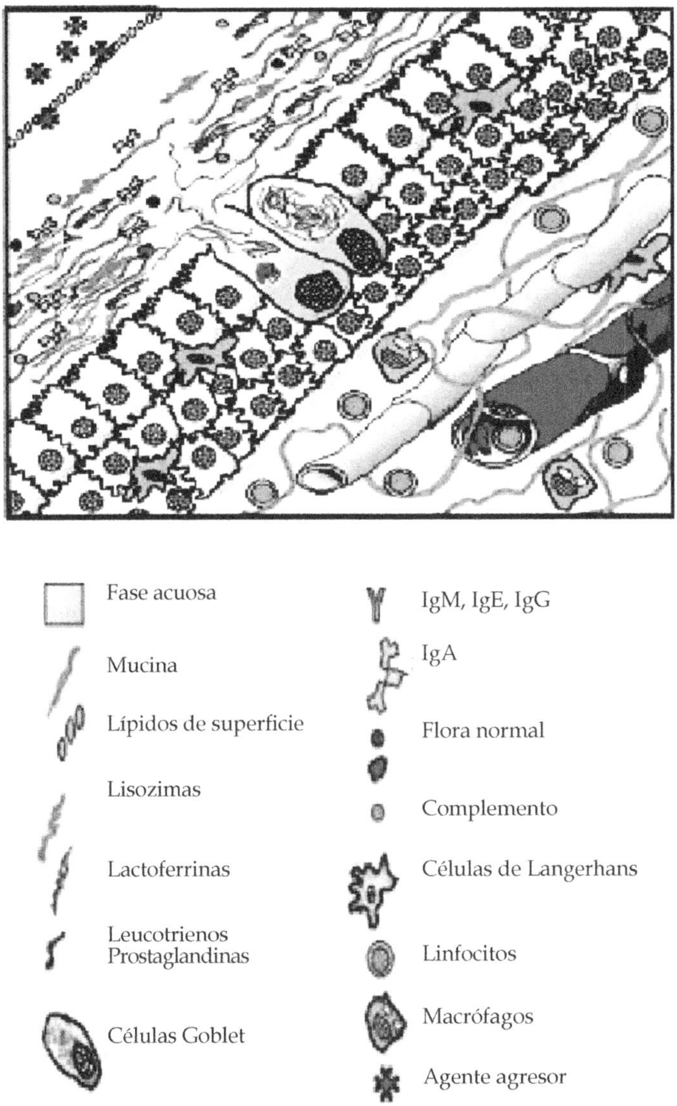

Fuente: Creuzot-Garcher y Hoang-Xuan (2001).

Las células de Langerhans de la conjuntiva tienen ATPasa (adenosin trifosfatasa) generada por los gránulos de Birbeck (Rodrigues, 1981), que se localizan en los citoplasmas de estas células y explican la actividad presentadora de antígenos que se extiende hasta el epitelio corneal periférico en la capa subepitelial. A través de estas respuestas y el reclutamiento de células inmunes como neutrófilos, eosinófilos y monocitos, se genera una inmunidad natural en la conjuntiva.

Las funciones inmunológicas en la conjuntiva reconocen una sustancia extraña, reaccionan contra ella y la eliminan. En el ojo la inmunidad representa la capacidad para para combatir a un antígeno o sustancia extraña que induce una inmunidad específica, lo que produce diversas reacciones orientadas a proteger al ojo de la agresión de agentes (Garzón, 2011).

Para desencadenar una respuesta inmunológica se requiere de diversos mecanismos: uno por medio de la *inmunidad innata o natural*, es decir, mecanismos de defensa presentes sin la previa exposición a microorganismos infecciosos o antígenos, no aumenta por tales exposiciones y no discriminan entre la mayor parte de sustancias extrañas; otro por la *inmunidad adquirida*, que es la primera línea de defensa, como epitelios y mucosas, y un componente celular del cual forman parte los neutrófilos, los macrófagos y las *natural killer*.

La inmunidad innata se compone por reacciones de defensa ocular que incluyen los sistemas de barreras, principalmente el tejido epitelial conjuntival mediante la mucina, los proteoglicanos, los lisozimas, las lactoferrinas y algunas células dendríticas como las de Langerhans, células centinelas que fagocitan partículas y patógenos degradándolos a través de enzimas, lípidos y carbohidratos, y producen sobre todo citoquinas y mediadores lípidos conocidos como leucotrienos que contribuyen a ampliar y coordinar la respuesta inflamatoria. Los signos específicos de la inflamación como enrojecimiento, edema, calor y dolor son las manifestaciones de las respuestas moleculares y celulares innatas que contribuyen a neutralizar, diluir y eliminar las señales toxicas. A través de estas respuestas se reclutan otras células inmunes innatas como neutrófilos, eosinófilos y monocitos, así como proteínas encontradas en el torrente sanguíneo como el complemento, lectinas y pentraxinas, las cuales contribuyen a reconocer, neutralizar y destruir patógenos.

La detección de patógenos por medio del sistema inmune innato se logra a través de patrones de reconocimiento de receptores, denominados *pattern recognition receptors* (PRR_S), que pueden reconocer la presencia de bacterias, hongos o virus, y de esta manera expresan diferentes tipos de citoquinas y quemoquinas (Watté, 2013).

La inmunidad adquirida o específica es inducida o estimulada por la exposición a sustancias extrañas y se desarrolla cuando los agentes externos logran evadir los mecanismos de defensa; está generada por la penetración de una dosis inicial de antígenos y se hace efectiva solo después de unos días, tiempo suficiente para que los linfocitos T y B reconozcan a dichos antígenos, se diferencien y se conviertan en células efectoras (La Torre y Núñez, 2002).

Las respuestas inmunitarias específicas se producen por la inmunidad humoral que está mediada por anticuerpos producidos por linfocitos B y por la inmunidad celular mediada por linfocitos T.

En los seres humanos los anticuerpos se llaman IgA, IgD, IgE, IgG e IgM. Estos inician sus efectos biológicos cuando se unen al antígeno y esta función la ejercen las células presentadoras de antígeno que son células dendríticas o de Langerhans, las cuales permiten el reconocimiento de los antígenos o alérgenos por parte de los linfocitos T. Estas células tienen alta capacidad inmunoestimuladora, que induce la actividad de los LT CD4.

El proceso fisiológico de la inmunidad es extraordinario, ya que mientras las respuestas inmunes innatas controlan la invasión inicial surgen respuestas adaptativas de cooperación, que tienen la función de ataque específico para distintas moléculas agresoras, función adquirida a través de respuestas de memoria por varias exposiciones a los patógenos. Los principales componentes de este tipo de inmunidad adaptativa o adquirida son los linfocitos y sus productos como citoquinas y anticuerpos. Los linfocitos T y anticuerpos son producidos por los linfocitos B, y reconocen a través de sus receptores a moléculas extrañas que son referidas como antígenos en una pequeña porción de estos denominada epítopo.

Las respuestas de la inmunidad adaptativa o adquirida se dividen en inmunidad humoral e inmunidad mediada por células. La inmunidad humoral está mediada por anticuerpos producidos por las células B y su principal objetivo son los patógenos y su medio extracelular (Watté, 2013). Los anticuerpos neutralizan las toxinas, inducen activación del sistema de complemento y fagocitan y eliminan los patógenos. La inmunidad mediada por células involucra la actividad de los linfocitos T contra patógenos intracelulares como virus y bacterias que han evadido la inmunidad humoral. Estos linfocitos T expresan moléculas CD8 llamadas citotóxicas, eliminan células infectadas por virus y células tumorales. Otros linfocitos T expresan moléculas CD4 llamadas células ayudadoras T, que incrementan la actividad de anticuerpos en las células innatas. Sin embargo, no todos los antígenos son reconocidos, ya que el número de receptores es limitado; por esta razón, los ganglios linfáticos aumentan la actividad de linfocitos T o B para encontrar a sus antígenos, y aquellos que no encuentran a sus antígenos buscan células presentadoras de antígenos/APC o simplemente vuelven a la circulación sistémica para entrar de nuevo a los ganglios linfáticos y comenzar otra vez el ciclo.

Cuando ocurre una infección, las células presentadoras de antígenos toman el antígeno y migran a través del sistema linfático guiados por receptores de quemoquinas que sobreexpresan el complejo mayor de histocompatibilidad MHC que presentan antígenos a las células T. Las células CD4 reconocen antígenos presentados por el MHC tipo II (moléculas que únicamente son expresadas sobre células presentadoras de antígenos), mientras que los linfocitos T CD8 reconocen antígenos presentados por el MHC tipo I (moléculas que son expresadas sobre la superficie de células polimorfonucleadas). De esta manera, la comunicación entre los linfocitos T y las células presentadoras de antígenos APC permite el reconocimiento del antígeno afín para la presentación ante el MHC, así como proveer moléculas de adhesión como integrinas y generar señalización sobre la superficie de la APC.

Teniendo en cuenta lo anterior, el MHC comprende actividad inmunológica mediante una región genética que codifica moléculas de clase I y II; estas son conocidas como antígenos leucocitarios humanos (HLA) (La Torre y Núñez, 2002) que se expresan en las superficies de varias células. Cuando un antígeno llega a la APC, esta lo internaliza y se estimula la producción de moléculas HLA I o HLA II, obedeciendo a si es un organismo extracelular o intracelular: los organismos intracelulares estimulan la producción de HLA-I los cuales son reconocidos por los LT CD8. Los organismos extracelulares estimulan la producción de HLA II reconocidos por los LT CD4.

Cuando el antígeno permanece unido a su receptor, se activa el *sistema de complemento* que es un conjunto de proteínas plasmáticas y de la superficie celular que permanecen naturalmente inactivas; el complemento solo en su activación se une a los microorganismos y mediante receptores de macrófagos se facilita la fagocitosis; este proceso de activación se logra por medio de la proteína C1 que encuentra la IgM o la IgG unidas a la superficie de un microorganismo. Esta es la llamada vía clásica de la activación del complemento, mientras que la vía alterna se impulsa por medio de la proteína C3 al reconocer ciertas partes del microorganismo y es independiente de anticuerpos. Ya sea mediante la activación clásica o alterna, el sistema de complemento causa lisis en los microorganismos por aumento de permeabilidad y activa los mastocitos que liberan prostanglandinas y leucotrienos, lo cual produce inflamación crónica.

A modo de síntesis, la respuesta inmunológica inicia cuando un antígeno se pone en contacto con la inmunidad natural, representada en el ojo por barreras naturales, principalmente el epitelio conjuntival, las secreciones mucinosas, macrófagos y células dendríticas o de Langerhans, que inician una actividad presentadora de antígenos a través de vasos linfáticos de la conjuntiva a los linfocitos T. Estas células fagocitan partículas y patógenos y producen citoquinas que amplían la respuesta inflamatoria, señalizando la participación de neutrófilos, eosinófilos y monocitos, así como células linfoides como las *natural killers* (NK).

La respuesta adaptativa, o inmunidad adquirida, depende de la exposición y la diversidad de agresores y se caracteriza por mecanismos adquiridos tras esas exposiciones, que generan memoria inmunológica por medio de los linfocitos, y las respuestas son mediadas por estas células, principalmente las T (inmunidad celular), con lo que se inicia una respuesta humoral mediada por los anticuerpos. Los linfocitos T y los anticuerpos producidos por linfocitos B reconocen y responden al ataque de antígenos. Es decir, las células B reconocen el antígeno por su receptor de membrana, pero solo a través de la unión con los linfocitos T, ayudadores o *helper*, los linfocitos B se diferencian y secretan anticuerpos inicialmente IgM y dependiendo del estímulo crean anticuerpos IgG, IgA o IgE. Estos T *helper* expresan moléculas CD4, mientras que los otros linfocitos B se convierten en linfocitos de memoria. De esta manera, los linfocitos B y sus anticuerpos están enfocados en la detección y ataque de patógenos y componentes extracelulares, para conformar así la inmunidad humoral, y la defensa la realizan a través de los anticuerpos y el sistema de complemento.

Las células CD4 dependen del MHC II y producen citoquinas Th-1 asociadas con la proliferación celular y las citoquinas Th-2 que tienen que ver con la inmunomodulación y la producción de anticuerpos. Las citoquinas tipo Th-1 intervienen en esta fase como la presencia de INF γ/ interferón gamma que activa macrófagos y aumenta su síntesis de TNF α; también aumenta la expresión de MHC I. El TNF α/factor de necrosis tumoral, producido por macrófagos, es el mediador principal de la respuesta inmune frente a bacterias negativas: la IL-2 colabora con la proliferación celular (La Torre y Nuñez, 2002), las citoquinas tipo Th-2; la IL-10 es producida por LT y macrófagos activos, pero a su vez inhibe la función de los macrófagos, inhibiéndose la producción de IL-12 y TNF por los macrófagos activados; la IL-4 estimula producción de IgE, recluta eosinófilos, y la IL-5 interviene en proliferación y maduración de eosinófilos. Otros linfocitos expresan moléculas CD8, y son llamados citotóxicos, pues su función es eliminar células tumorales y virales y dependen de las moléculas MHC I (Watté, 2013).

1.3. INMUNOPRIVILEGIO OCULAR

El ojo tiene un sistema inmune especial con respuestas moduladas y permanentes en la córnea, la retina y la cámara anterior, a través de un control específico de las citoquinas para no causar daño en los tejidos. Esto se logra ya que el ojo no tiene ganglios linfáticos, presenta barreras oculares que impiden el paso de moléculas y células; también presenta inmunomoduladores que regulan la respuesta inflamatoria, así como expresión limitada del complejo mayor de histocompatibilidad MHC por acción de las células presentadoras de antígenos de endotelio corneal.

La córnea mantiene su transparencia corneal gracias al equilibrio inmunológico de los tejidos conjuntivales, corneales y de la película lagrimal, pues estos modulan la respuesta inflamatoria de manera diferente; mientras la córnea regula mediante reacciones moduladas inflamatorias, tanto el tejido conjuntival como la película lagrimal constituyen bases primarias de inmunidad innata. La córnea no posee vasos linfáticos ni sanguíneos, por una producción de factores antiangiogénicos como angiostatina, endostatina, trombospondinas, factor derivado del pigmento epitelial (Corrales *et al.*, 2006) que inhiben los factores de crecimiento vascular, manteniendo así la avascularidad; sin embargo, condiciones como hipoxia o inflamación severa modifican el balance de estos factores.

Las células corneales expresan menor factor mayor de histocompatibilidad tipo I/MHC I y además expresan moléculas que activan la apoptosis de celulas T y de citoquinas proinflamatorias. La regulación sistémica inmune se activa a través de la barrera hematoocular en condiciones de respuestas regulatorias de daño. Es así como la barrera hematoocular está compuesta por la unión de celulas epiteliales no pigmentadas del cuerpo ciliar y del epitelio pigmentado de la retina, así como por el endotelio vascular del iris y vasos retinales, y en condiciones fisiológicas los factores inmunológicos presentes en esta barrera inhiben la activación de celulas T y la proliferación y producción de citoquinas inflamatorias.

De esta manera, los factores inmunológicos de la conjuntiva, y el privilegio que tiene el ojo, principalmente la córnea, mantienen un balance entre respuestas de defensa y su control para preservar la integridad de los tejidos. No obstante, existen factores genéticos, ambientales e intrínsecos como enfermedades alérgicas asociadas (atopía, rosácea, psoriasis, etc.) que desencadenan respuestas de hipersensibilidad asociadas a una inflamación generalizada de la conjuntiva, ya bien sea como una respuesta aguda o crónica, lo cual hace que se presenten los diferentes aspectos clínicos de la conjuntivitis alérgica.

Capítulo 2

Conjuntivitis alérgica

2.1. PREVALENCIA

Las alergias oculares afectan aproximadamente del 10 al 20 % de la población americana (Bremond-Gignac, 2002), sobre todo a niños, y su asociación clínica más frecuente es rinitis alérgica, asma u otra condición alérgica atópica. La prevalencia de la conjuntivitis alérgica no está bien descrita, puesto que la enfermedad se ha subdiagnosticado o no se ha reportado de forma adecuada. El Instituto Nacional de Salud de Estados Unidos reportó un estudio multicéntrico desde 1988 hasta 1994 que evaluó la prevalencia de la conjuntivitis alérgica en la población estadounidense en un 40 % de la población, en la que la mayoría resultaron sintomáticos y con asociación de rinitis (52,6 %; $p < 001$) (Singh, Axelrod y Bielory, 2010).

2.2. PATOLOGÍA

Las conjuntivitis alérgicas se caracterizan porque en el primer contacto con el alérgeno no se origina ninguna manifestación clínica ocular, aunque sí se generan células de memoria y anticuerpos específicos para ese alérgeno, de tal forma que tras una reexposición al mismo alérgeno se producirá la reacción alérgica con sintomatología clínica. Ante la presencia de anticuerpos o las células T que reaccionan contra el alérgeno, cualquier exposición posterior al mismo alérgeno originará una reacción alérgica con diversos síntomas por el aumento del número de linfocitos T y B generada por el contacto entre el alérgeno y el anticuerpo (IgE), presente en la superficie de los mastocitos que aumentan su calcio intracelular para generar liberación de mediadores químicos como la histamina (H1 y H2), responsable del prurito y del enrojecimiento ocular. Los mastocitos, además, liberan un factor que atrae los granulocitos eosinófilos (el quimiotáctico eosinófilo) (Bielory y Bielory, 2010).

De esta manera, las conjuntivitis alérgicas se presentan clínicamente con diferentes signos y síntomas, según la respuesta inmunológica y la remodelación de los tejidos. Los rangos de la enfermedad y su severidad dependen de los desórdenes de hipersensibilidad asociados que se manifiestan con compromisos inflamatorios en parpados, conjuntiva y córnea. Así, surgen varias clasificaciones (Rajan, 2003): conjuntivitis alérgica estacional (CAE) y perenne (CAP), queratoconjuntivitis vernal (QCV), queratocojuntivitis atópica (QCA) y conjuntivitis papilar gigante (CPG).

Aunque la severidad de la cronicidad y remodelación de los tejidos depende de los factores inmunológicos asociados, se puede pensar que cuando hay sobreexpresión de IgE, es decir, en los casos de conjuntivitis alérgica perenne y estacional, la presentación de la enfermedad es aguda o intermitente, mientras que la mayor severidad y cronicidad se acompañan de una reducción de IgE y la permanencia de otros factores inmunológicos crónicos (QCV, QCA, CPG). Por esto, en 2001, la Academia Europea de Alergología e Inmunología Clínica —European Academy of Allergology and Clinical Immunology (EAACI)— sugirió una clasificación basada en la mediación de IgE o no IgE. En las conjuntivitis mediadas por IgE la presentación de los signos y síntomas puede ser intermitente o recurrente, mientras que en las que no hay mediación de IgE como en la CPG, QCV y QCA, se expresan citoquinas citotóxicas derivadas de los linfocitos T CD8 (BenEzra, 2006).

De este modo, de acuerdo con la clasificación de Coombs and Gell planteada por Rajan (2003), y haciendo especial hincapié en los factores inmunológicos propuestos por la EAACI, se describen a continuación las diferentes presentaciones clínicas de las conjuntivitis alérgicas.

2.3. CLASIFICACIÓN

2.3.1. Conjuntivitis alérgica estacional-perenne

La conjuntivitis alérgica estacional (CAE) representa aproximadamente del 25 al 50 % de las formas de conjuntivitis alérgicas (Bremond-Gignac, 2002). Se asocia a una hipersensibilidad tipo I, por exposición a alérgenos ambientales. La respuesta ocular alérgica se presenta por la exposición de la conjuntiva a un agente ambiental llamado alérgeno, que desencadena activación de la IgE sobre los mastocitos de la conjuntiva. La activación de estas células induce la migración de mediadores inflamatorios, citoquinas, quemoquinas y eicosanoides, con una respuesta rápida que oscila entre 20 y 30 minutos. Esto genera aumento de los niveles de histamina, triptasa, interleuquinas y prostaglandinas en la lágrima, que promueven el crecimiento de los linfocitos T, lo que induce la producción de IgE desde las células B, sobreexpresando la liberación de moléculas de adhesión y la liberación de linfocitos Th2. La fase tardía incluye la migración de células inflamatorias, como neutrófilos, linfocitos, basófilos y eosinófilos que inducen la persistencia de la patología, asociada al papel de las moléculas de adhesión, especialmente del interferón gamma, que perpetúa la fase crónica en este tipo de conjuntivitis (Leonardi, Dominicis y Motterle, 2007).

En general, las respuestas son desencadenadas por alérgenos ambientales, por ello se denominan estacionales, ya que sobre todo en época de primavera con la presencia de polen se desarrolla la patología. Las IgE de la superficie de los mastocitos se adhieren al antígeno y se produce la degranulación del mastocito, la liberación de los precursores formados, que ya fueron explicados, y la formación de nuevos mediadores (prostaglandinas, tromboxanos y leucotrienos). El resultado es un aumento de la permeabilidad vascular: enrojecimiento, edema o quemosis conjuntival, lagrimeo y prurito ocular. En los ojos, la reacción de hipersensibilidad tipo I es el prototipo de esta forma de conjuntivitis.

De esta manera, este tipo de conjuntivitis se caracteriza por una mediación elevada de IgE que desencadena una gran sintomatología que puede ser de presentación aguda intermitente asociada a la exposición, o recurrente y persistente. Los síntomas típicos son el lagrimeo frecuente, el enrojecimiento y la leve descarga mucosa.

Figura 3. Conjuntivitis alérgica estacional. Se observa la hiperemia característica en la conjuntiva tarsal, lagrimeo y edema conjuntival

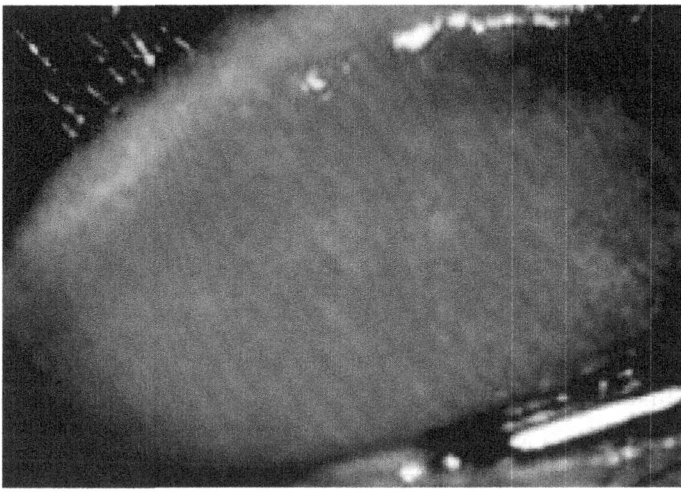

Fuente: elaboración propia.

La mayoría de CAE se asocia con rinitis y sinusitis o atopía, como dermatitis atópica o asma, alergia a alimentos y medicamentos y urticaria angioedema (Bartra y Arrondo, 2005). El principal signo es la quemosis, que es una reacción de hipersensibilidad tipo I, pero el síntoma más importante es el prurito activado por la liberación de citoquinas.

La conjuntivitis alérgica perenne (CAP) tiene una presentación clínica muy similar a la CAE, pero con menor magnitud en los síntomas, y se caracteriza por presentarse sin la exposición a alérgenos ambientales. La fisiopatología de la CAP se presenta como la CAE, mediada por IgE que activan la degranulación de mastocitos y los mediadores proinflamatorios, que incluyen el reclutamiento de eosinófilos. Para hacer el diagnóstico diferencial entre estas dos entidades, se debe tener en cuenta la magnitud de signos y síntomas, principalmente del prurito, que en la CAP es mucho mayor que en la estacional. En este tipo de conjuntivitis se pueden encontrar algunas papilas (reacción inflamatoria celular fibroblástica con formación vascular) en el tarso conjuntival.

El tratamiento debe ir encaminado a eliminar el alérgeno, y por ello la administración de medidas físicas no farmacológicas como aplicación de compresas frías o bolsas de hielo puede aliviar temporalmente los síntomas. La administración de vasoconstrictores y antihistamínicos tópicos o sistémicos tendrá el objetivo de controlar los síntomas.

2.3.2. Queratoconjuntivitis vernal (QCV)

Este tipo de conjuntivitis representa menos del 1 % de las conjuntivitis alérgicas (BenEzra, 2006). Sin embargo, en la actualidad no se cuenta con suficiente evidencia epidemiológica en Colombia que confirme o niegue este hecho, pues por las condiciones climáticas, atmosféricas, la contaminación ambiental, etc., esta entidad parece estar subdiagnosticada, ya que la frecuencia puede oscilar entre 8 y 10 %. Los pacientes más afectados son niños entre 10 y 14 años, con un factor genético predisponente, lo cual representa un factor fenotípico en el cromosoma 5 q (Kumar, 2009), por lo que se acompaña con enfermedades sistémicas como atopía, asma, rinitis alérgica y eczema. El término vernal se refiere a la época del año en que los síntomas suelen exarcerbarse: primavera y verano.

La fisiopatología de QCV se explica por la hipersensibilidad tipo I y IV, que inicialmente genera la reacción inmunológica inmediata, pero una vez se activan linfocitos tipo 2 Th2 se generan infiltrados de eosinófilos que incrementan la actividad de la mucina 5AC de la conjuntiva y se evidencia con abundante moco en los fondos de saco. La activación de citotoxinas genera activación de fibroblastos y procesos de remodelación del tejido conjuntival, con una expresión marcada de factor de necrosis tumoral alfa TNF-α así como factores angiogénicos de crecimiento de endotelio vascular VEFG, lo cual se manifiesta con papilas de tamaño moderado, principalmente en el párpado superior, nódulos de Horner Trantas, queratopatía superficial, úlceras corneales producidas por la inflamación palpebral y neovascularización corneal (Corrales *et al.*, 2006). Por esto, las presentaciones clínicas de la QCV pueden ser tarsales, limbales o mixtas.

El cuadro agudo resultante del aumento de IgE, por señalización de interleuquina/IL-13, incrementa la migración de eosinófilos por la vía de la IL-15, pero todo esto por la activación de las células Th2 que previamente movilizan IL-4 e IL-5. La aparición de factores citotóxicos como CD8 genera procesos de remodelación tisular a través de la degradación de la matriz extracelular de células epiteliales y basales conjuntivales y corneales; esto se da por la activación de endopeptidasas como las metaloproteinasas (MMPS) que degradan colágeno como la MMP-2 y MMP-9 (Kumar, 2009), y se asocian a los factores de remodelación como neovascularización, nódulos de Trantas y cronicidad de la patología. Asimismo, surge la exacerbación de factores de crecimiento como el de crecimiento transformante de los fibroblastos/TGF-β, que activan procesos de fibrólisis (aumento de fibroblastos) y factores plasminógenos que aumentan la degradación de colágeno.

Figura 4. Queratoconjuntivitis alérgica vernal. Se observan signos crónicos como nódulos de Horner Trantas, migración vascular periférica, hiperemia bulbar marcada y quemosis

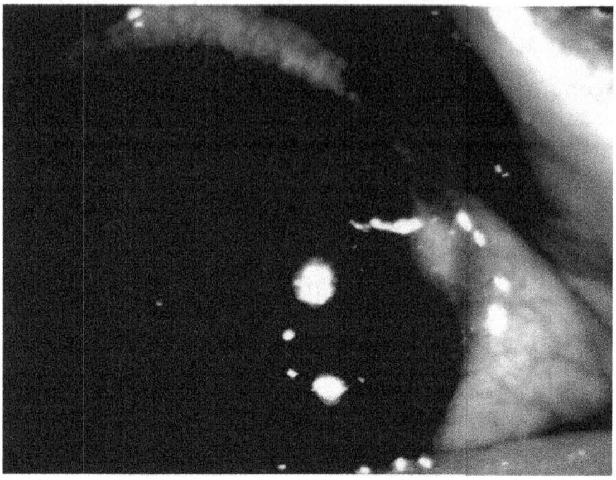

Fuente: elaboración propia.

La presentación clínica de esta patología es bilateral y puede manifestarse en forma tarsal, limbal o mixta, en donde el signo más evidente es la hipertrofia papilar difusa, más marcada en el tarso superior, ya que presenta papilas de tamaño que oscila entre uno y dos milímetros, y en el limbo formación nodular fibrosa de aspecto gelatinoso con puntos blanquecinos llamados nódulos de Horner-Trantas (Creuzot-Garcher y Hoang-Xuan, 2001), formados por eosinófilos y células epiteliales mucinosas descamativas que pueden migrar hacia la córnea. Otros signos son la hipersecreción de moco, la desepitelizacion corneal y la cicatrización subepitelial.

Bonini y colaboradores proponen una clasificación para determinar la severidad QCV, que se muestra en la tabla 2 (Bonini, Sacchetti, Mantelli y Lambiase, 2007), basada en la presentación de los signos como hiperemia, secreción mucosa, reacción papilar, nódulos de Trantas y asociación corneal como queratitis y ulcera de Togby (ulcera corneal asociada con la presentación de QCV tarsal), cuya representación gráfica se expone en la figura 5.

Tabla 2. Clasificación por Bonini de KCV según síntomas y signos

Grado KCV	Síntomas	Hiperemia conjuntival	Secreción conjuntival	Reacción papilar	Nódulos de Trantas	Asociación corneal
1 Medio Intermitente	Medios u ocasionales	Medio	Ausente/ medio	Medio/ Moderado	Ausente	Ausente
2 Moderado intermitente	Medio a moderado/ intermitente	Medio	Medio	Medio/ severo	Ausente	Ausente
2a Moderado persistente	Medio a moderado/ persistentes	Medio/ moderado	Medio/ moderado	Medio/ severo	Ausente	Queratitis superficial
3 Severo	Medio a severo/ persistentes	Moderado/ severo	Moderado/ severo	Moderado /severo con inyección y edema	Pocos nódulos de Trantas pueden estar presentes	Queratitis superficial
4 Muy severo	Severo y persistentes	Moderado/ severo	Severo	Moderado /severo con inyección y edema	Numerosos nódulos de Trantas presentes	Erosión corneal o ulceración
5 Evolución	Ausente/ medio Síntomas ocasionales	Ausente/ medio	Ausente	Medio/ severo fibrosis	Ausentes	Ausente

Fuente: Bonini *et al.* (2007).

Figura 5. Clasificación de la QCV según Bonini. En las fotografías superiores se observa la presentación leve o media: a) muestra hiperemia media, sin secreción conjuntival; b) muestra la reacción papilar leve. El grado 2, o QCV moderada, muestra en la imagen: c) hiperemia moderada con inicio de migración fibroblástica limbal y en d) una reacción papilar mayor que genera queratitis superficial. El grado 3 o severo señala una presentación hiperémica generalizada en la conjuntiva acompañada de pocos nódulos de Trantas (e) con exacerbación de reacción papilar (f), secreción mucosa y asociación corneal. Los grados más severos, como el 4, se caracterizan por una gran inyección conjuntival limbal con numerosos nódulos de Trantas (g) y erosiones corneales permanentes, así como gran presentación papilar (h). Los procesos de reparación asociados a tratamientos o factores autolimitados inmunológicos generan un grado 5, caracterizado por líneas cicatrizales fibroblásticas (i, j)

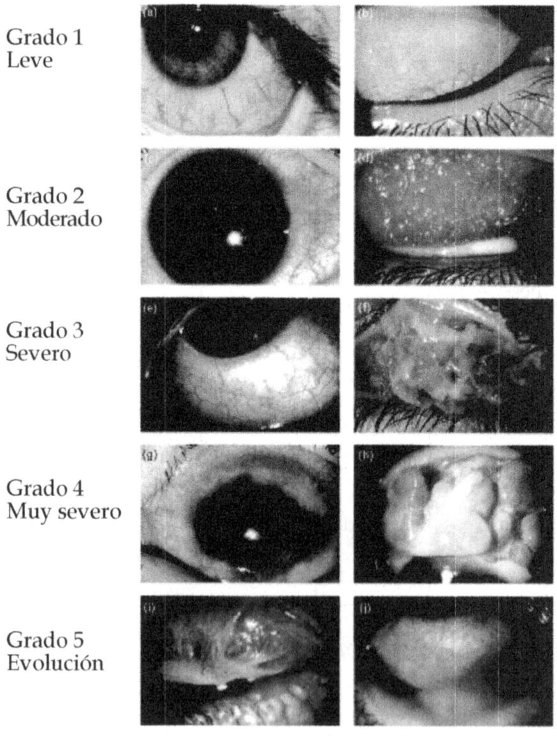

Fuente: Bonini *et al.* (2007).

El tratamiento debe ir encaminado a reducir los efectos de la inflamación crónica y obtener la reparación epitelial corneal, así como la integración de un alergólogo y oftalmólogo al tratamiento. El control farmacológico de estos efectos en la superficie ocular se puede realizar a través del uso de antiinflamatorios como los corticosteroides que inhiben los factores quimiotácticos e inmunológicos, así como la actividad inflamatoria del ácido araquidónico y prostaglandinas, lo que reduce los cambios inflamatorios propios de las QCV, como papilas y nódulos de Trantas. De otra manera, el mantenimiento en la terapia farmacológica se logra a través de antihistamínicos tópicos que controlan síntomas como el prurito, el lagrimeo, etc., o por medio de estabilizadores de membrana de mastocitos que controlan signos como papilas, nódulos de Trantas, edema, etc. Sin embargo, el uso de corticosteroides para los casos de inflamaciones severas trae como consecuencias reacciones como inmunosupresión y elevación de la presión intraocular, por lo cual el uso de estos medicamentos debe ser limitado a un periodo de tiempo determinado. Asimismo, el uso de antihistamínicos y estabilizadores de mastocitos causa reducción en la cantidad lagrimal sobre la superficie ocular, lo que genera sintomatologías asociadas a la sequedad.

2.3.3. Queratoconjuntivitis atópica (QCA)

Se relaciona con las manifestaciones oculares asociadas a la dermatitis atópica, que en el ojo causa alteraciones en la conjuntiva tarsal inferior y alteraciones de cicatrización en la córnea. Los pacientes casi siempre presentan una historia personal de atopía, ya sea dermatitis atópica, asma y rinitis.

La histopatología de la QCA incluye la exacerbación de mastocitos, infiltración linfocitaria en el epitelio conjuntival con interacciones de Th1 y Th2, con expresión de IL-3, -4 y -5, además de incremento en interferón gama INF-γ (Bielory y Bielory, 2010), que se relaciona con las implicaciones corneales y el incremento de las moléculas de adhesión molecular que generan fibrolisis, regeneración corneal aberrante que se manifiesta con pérdida de la transparencia, por anomalías en el colágeno (MMPS).

La conjuntiva tarsal presenta finas papilas difusas, aunque en ocasiones pueden llegar a ser gigantes. La conjuntiva en cambio puede aparecer pálida a pesar de que en las exacerbaciones esté hiperémica o incluso se observa quemosis con secreción mucosa y se desarrolla cicatrización conjuntival, sobre todo en el párpado superior. Los pacientes frecuentemente tienen eczema palpebral y periorbital, y esto constituye la principal manifestación de la dermatitis atópica que es un edema en el párpado inferior, signo conocido como líneas de Dennie-Morgan. La piel de los párpados se adelgaza y se presenta edematizada (figura 6).

Figura 6. QCA en paciente con dermatitis atópica

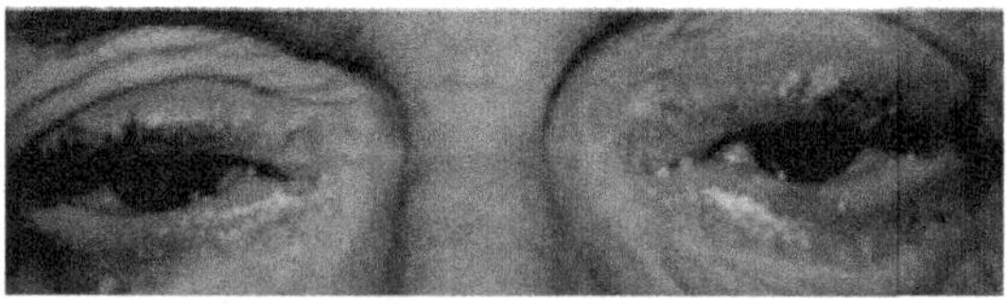

Fuente: Guglielmettia, Darta y Calde (2010).

En la figura 7 se observan los signos clínicos de la QCA: la conjuntiva, incluida la porción tarsal y el fórnix, presenta activa reacción papilar, principalmente en el párpado superior, además de infiltrados celulares y vasodilatación, acompañada de edema limbal y presentación de nódulos de Trantas. La cornea periférica se opacifica, se adelgaza y puede terminar en perforaciones. En este tipo de QCA, se debe controlar la respuesta alérgica tanto ocular como sistémica, siendo un tratamiento integral junto con alergólogo y dermatólogo.

Figura 7. QCA. Se observa la cicatrización y opacificación corneal, así como la reacción papilar y cicatrización tarsal

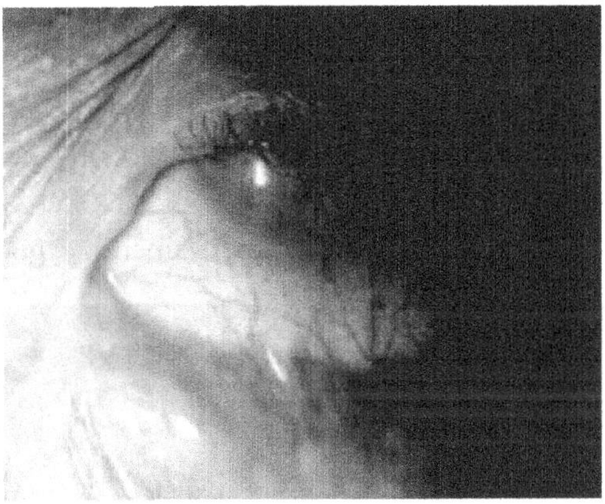

Fuente: Guglielmettia, Darta y Calde (2010).

2.3.4. Conjuntivitis papilar gigante

La conjuntivitis papilar gigante (CPG) es una reacción inmunológica alérgica y tóxica de la conjuntiva tarsal superior, frecuente en usuarios de lentes de contacto o prótesis oculares, por adherencia de proteínas a la superficie del lente que genera procesos crónicos inflamatorios, lo cual genera hipertrofia papilar.

Las papilas causan, en la mayoría de casos, desepitelizacion corneal. El trauma mecánico en el epitelio conjuntival causa una estimulación de los linfocitos Th2 y toda la respuesta inmunológica que ya se ha revisado. Los depósitos de proteínas sobre la superficie de los lentes de contacto o prótesis desencadenan hipersensibilidad tipo I que posteriormente lleva a respuestas tipo IV. Se caracteriza por presencia de prurito, sensación de cuerpo extraño, fotofobia y secreción excesiva de mucina. Las papilas suelen ser mayores a un milímetro y generan úlceras o queratitis recurrentes. La reacción alérgica es reversible si se retira el lente de contacto, o se modifica su material o sistema de limpieza. La secreción e hiperemia deben resolverse, a pesar de que las papilas persistan mediante el tratamiento farmacológico.

Figura 8. Papilas gigantes en tarso superior expuesto

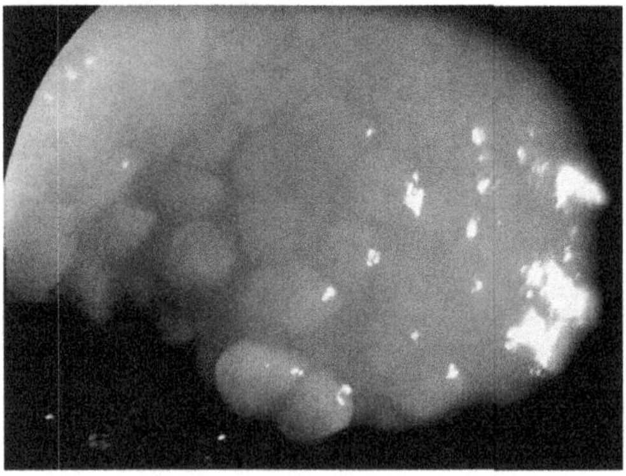

Fuente: elaboración propia.

En la tabla 3 se hace un análisis diferencial que permite correlacionar características y manifestaciones clínicas en las diferentes conjuntivitis alérgicas.

Tabla 3. Características diferenciales en las diferentes conjuntivitis alérgicas

Características	CAE	CAP	QCV	QCA	CPG
Alérgenos ambientales o estacionales	Sí. Polen (primavera, otoño)	Ocasional (contacto con animales)	Sí. Alérgenos estacionales	Todo contribuye	LC, prótesis, material quirúrgico
Asociada a LC	No	No	No	No	Sí
Fisiopatología	Mediación IgE. Hipersensibilidad I	Mediación IgE. Hipersensibilidad I	Mediación IgE. Hipersensibilidad I y IV.	Mediación IgE. Hipersensibilidad I y IV.	Mediación IgE. Hipersensibilidad I y IV.
Eosinófilos	Sí	Sí	Siempre	Ocasional	Raro
IgE	Elevada	Elevada	Elevada	Variable	Variable
Identificación clínica	Hiperemia, lagrimeo, edema y prurito	Hiperemia, lagrimeo, prurito marcado, leve reacción papilar	Reacción papilar tarsal o limbal: nódulos de Trantas. Úlcera corneal, signo de Dennie-Morgan.	Asociación dermatitis: Reacción papilar tarsal o limbal: nódulos de Trantas. Úlcera corneal.	Usuario de LC, posquirúrgico, uso de prótesis. Reacción papilar tarso superior >1 mm.

Fuente: elaboración propia.

Capítulo 3

Tratamiento de las conjuntivitis alérgicas

De acuerdo con la severidad de signos y síntomas en las diferentes presentaciones clínicas de las conjuntivitis, se debe seleccionar la alternativa que brinde mayor eficacia y seguridad para el paciente, insistiendo en que las presentaciones crónicas dependen de las respuestas inmunológicas y de predisposición genética; por eso en muchos casos los tratamientos no solo deben ser tópicos sino que estos son complementarios a los tratamientos inmunomoduladores sistémicos.

3.1. FARMACOLOGÍA DE LOS ANTIALÉRGICOS OCULARES Y USOS TERAPÉUTICOS

Dentro de la terapia farmacológica en las reacciones alérgicas oculares se encuentran principalmente tres grupos que pueden ayudar a disminuir los signos y síntomas, como el prurito, la hiperemia, entre otros. El control de los síntomas que se produce por la mediación de histamina y el acople con los receptores histamínicos 1 se detiene a través de la administración de antihistamínicos, los cuales bloquean el receptor H1, para controlar el prurito ocular. Los antialérgicos que inhiben la señalización celular de los mastocitos y la liberación de histamina son los estabilizadores de la membrana de mastocitos que actúan disminuyendo el calcio intracelular de los mastocitos para evitar la degranulación de histamina; así, reducen los signos inflamatorios de la conjuntivitis alérgica como la reacción papilar y los nódulos de Trantas; mientras que un efecto asociativo que controla liberación de histamina y migración de factores quimiotácticos son los inhibidores de membrana de mastocitos con acción antihistamínica. Los estabilizadores de membrana de mastocitos con acción antihistamínica brindan una disminución eficaz de signos inflamatorios, así como el prurito e hiperemia ocular causados por la alergia.

En la tabla 4 se muestran los agentes farmacológicos antialérgicos en sus tres grupos principales y las alternativas antiinflamatorias que se utilizan en forma complementaria a la terapia antialérgica, ya sea en la fase inicial del tratamiento para reducir los signos inflamatorios, o en forma complementaria con el uso de los agentes antialérgicos. No se debe olvidar que los corticoides inhiben los factores proinflamatorios señalizados por el ácido araquidónico, y de esta manera suprimen la respuesta inmunológica celular; sin embargo, por este motivo deben ser usados con precaución, ya que la inmunosupresión que generan puede causar sobreinfecciones, y el efecto que tienen bloqueando las prostaglandinas derivadas de COX-1 influye en la disminución de la eliminación del humor acuoso por la vía uveo escleral, lo que aumenta la presión intraocular (Garzón, 2011).

El uso de inmunomoduladores se debe reservar para el manejo de las conjuntivitis alérgicas atópicas, o vernales, mientras que en conjuntivitis papilar gigante se puede utilizar en primera línea corticosteroides.

Tabla 4. Antialérgicos de uso tópico ocular

Antialérgicos tópicos			**Coadyuvantes**		
Antihistamínicos	**Estabilizadores de membrana de mastocitos**	**Estabilizadores de membrana de mastocitos con acción antihistamínica**	**Vasoconstrictores**	**Corticoides**	**Inmunomoduladores**
Levocabastina	Cromoglicato de sodio	Ketotifeno	Nafazolina	Loteprednol	Ciclosporina A
Emedastina	Nedocromilo	Olopatadina	Oximetazolina	Flurometolona	Tacrolimus
Feniramina	Lodoxamida	Azelastina (mayor acción antiH)	Fenilefrina	Rimexolona	
	Acido N- acetil-aspartil-glutámico	Epinastina (mayor acción estabilizadora de mastocitos)	Tetrizolina	Prednisolona	
		Bepotastina			
	Pemirolast	Alcaftadina (mayor acción antiH)			

Fuente: elaboración propia.

3.2. GRUPO TERAPÉUTICO DE ANTIHISTAMÍNICOS

A este grupo pertenecen los fármacos que solo antagonizan los efectos de la histamina que se presentan como consecuencia de la estimulación de los receptores H1. El antagonismo es de carácter competitivo. Son fármacos que se absorben bien por vía oral, que es la más usada. También son muy utilizados en cremas para la aplicación tópica y en gotas nasales. La acción de bloqueo de receptores de histamina impide el incremento de la permeabilidad vascular que facilita la aparición del edema; inhibe el prurito cuando este es causado por la acción de la histamina sobre las terminaciones nerviosas sensitivas, y reduce la estimulación de histamina sobre las glándulas nasales, lagrimales.

Los antihistamínicos tópicos oculares de primera generación más conocidos son la antazolina al 0,05 % y la feniramina. Se administran asociados a vasoconstrictores para ser más efectivos en el manejo de las conjuntivitis alérgicas.

La *levocabastina* es el primer antihistamínico tópico de segunda generación introducido en el mercado, con una presentación en colirio y otra en forma de *spray* nasal. Supuso un salto cualitativo en el tratamiento de las rinoconjuntivitis alérgicas. Se trata de un antagonista selectivo de los receptores H1, pero con efectos sobre los vasos sanguíneos, lo que muestra una eficacia superior en el control de signos y síntomas con una simple aplicación que el conseguido por el cromoglicato sódico al 4 % (el colirio antialérgico más utilizado en estos momentos) aplicado cuatro veces al día durante doce semanas.

La *emedastina* es el antagonista H1 selectivo más potente, ya que posee una afinidad por el receptor superior al resto. Clínicamente ha demostrado un espectro de acción similar a la levocabastina, aunque con unos valores de eficacia tras provocación conjuntival ligeramente superiores. Ambos colirios se administran cada doce horas y presentan una buena tolerancia tras varias semanas de tratamiento.

La *azelastina* es un antihistamínico selectivo H1 de segunda generación, inicialmente introducido para el tratamiento sintomático de la rinitis alérgica. En el mercado español lo encontramos en forma de colirio oftalmológico y en forma de *spray* nasal. El inicio de acción es rápido y la duración de sus efectos se mantiene más de ocho horas, lo que permite administrarlo dos veces al día. Recientemente se le han atribuido propiedades antialérgicas profilácticas e incluso antiinflamatorias debido a un gran número de mecanismos de acción: inhibición de la liberación de histamina por parte de mastocitos de ratón, inhibición de la síntesis de leucotrienos, inhibición de la síntesis de superóxido por parte de neutrófilos y eosinófilos, disminución de la expresión de las moléculas de adhesión intercelular (ICAM-1) en la conjuntiva humana, etc.

En forma general, el uso de los antihistamínicos tópicos se recomienda en conjuntivitis alérgicas estacionales o perennes con presentación clínica caracterizada por mayor sintomatología que signos. Los pacientes refieren enrojecimiento ocular, prurito y lagrimeo frecuente, por lo que el inicio de la farmacoterapia con emedastina, con administraciones en dosis cada seis u ocho horas, va a reducir claramente los síntomas. El uso de los antihistamínicos se mantiene hasta 30 días y depende de la carga inmunológica del caso, pero siempre es importante tener en cuenta que la administración de estos agentes antiH1 reduce la secreción lagrimal acuosa, y por tanto el lagrimeo que refieren los pacientes mejora. Sin embargo, en casos de CAE o CAP con alteraciones en la superficie ocular no debe excederse el uso de estos agentes, pues causa sequedad ocular. Por ello se recomienda el uso de antihistamínicos tópicos como emedastina o feniramina, con la coadministración de lubricantes oculares, con humectación y tiempo de residencia moderado (polietilenglicol, hidroxipropilmetilcelulosa). Cuando la presentación clínica de las CAE o CAP incluye hiperemias marcadas o moderadas, el uso del antihistamínico debe acompañarse con la administración tópica de vasoconstrictores como oximetazolina o nafazolina. Las pautas terapéuticas de dosificación de estos agentes se recomiendan en administraciones cada ocho horas.

En conclusión, para la reducción de síntomas alérgicos como enrojecimiento ocular, prurito y lagrimeo se recomienda la administración de antihistamínicos, con vasoconstrictores y lubricantes oculares, con dosificación según el grado de severidad, y controles en la primera y cuarta semana, para tomar la decisión de suspender los vasoconstrictores. Se debe recordar que los casos de CAE se asocian a rinitis alérgica y asma, en donde la administración de antihistamínicos orales complementará el tratamiento.

3.3. GRUPO TERAPÉUTICO: ESTABILIZADORES DE MASTOCITOS

El *cromoglicato sódico* es el fármaco de referencia en este grupo puesto que su eficacia y seguridad está avalada por los años de experiencia clínica de que dispone. Su mecanismo de acción interfiere en la síntesis citoplasmática de los nucleótidos trifosfato (GTP, ATP) inhibiendo la acción de mastocitos estimulados. Su efecto depende de la concentración y requiere semanas para que ejerza un efecto preventivo sobre los signos y síntomas de la alergia ocular. Su dosificación habitual es de una aplicación de colirio al 4 % cuatro veces al día durante dos o tres semanas. En inicio se aprobó como tratamiento coadyuvante de otros antiinflamatorios en las formas clínicas más graves (conjuntivitis papilar gigante, queratoconjuntivitis atópica y vernal), pero se ha usado ampliamente en el tratamiento profiláctico de las conjuntivitis alérgicas estacionales y perennes. En este tipo de conjuntivitis existen ensayos clínicos que demuestran una eficacia no significativamente superior al placebo.

El *nedocromilo* es un estabilizador de membrana mastocítica con el mismo perfil de seguridad que el cromoglicato, pero con una mayor potencia, lo que permite una dosificación de solo dos veces al día. Recientemente se han descubierto otros mecanismos de acción como la disminución de la concentración en lágrima de histamina y prostaglandina PGD2.

Tanto cromoglicato como nedocromilo son agentes estabilizadores de la membrana de mastocitos con acción limitada; por lo tanto, son excelente alternativa terapéutica en casos muy leves de conjuntivitis perenne con reacción papilar y sin asociación de síntomas. Estos son los casos más frecuentes de consulta, en los que los pacientes solo manifiestan una leve sensación de cuerpo extraño, y al hacer el examen clínico se observa la reacción papilar. Con el uso de cromoglicato de sodio administrado cada cuatro horas se reducen visiblemente estas pequeñas papilas.

Hay que tener en cuenta que la actividad estabilizadora y antileucotrienica de estos agentes no tiene efectividad clínica como monoterapia en casos de QCV o QVA, por lo que en estas situaciones se deben elegir otras opciones como lodoxamida o N acetil-aspartil glutámico.

La *lodoxamida* es otro estabilizador de mastocitos con una potencia superior al cromoglicato sódico. Su efecto no es inmediato y su dosificación recomendable es de tres veces al día. Tras una semana de tratamiento ha demostrado reducir la cantidad de neutrófilos y eosinófilos, así como de triptasa (producto específico de los mastocitos). La lodoxamida al 0,1 % ha demostrado reducir la producción de leucotrienos LTB4 y LTC4 en lágrima tras un mes de tratamiento y tener una eficacia superior al cromoglicato en las formas clínicas con afectación corneal (vernal y atópica).

Ácido N acetil-aspartil glutámico es un estabilizador de membrana de mastocitos con acción específica antiinflamatoria, ya que inhibe la formación de interleuquina 8; al disminuir el calcio intracelular, impide la degranulación de los mastocitos y por ende la liberación de histamina, mediante la inactivación y polimerización de actina. Bloquea autocorticoides y triptasa, además previene la salida de mediadores químicos causadores de alergias. Inhibe leucotrienos LT-B4 y LT-C4 y bloquea el complemento controlando así la sintomatología alérgica en casos de queratoconjuntivitis vernal, alérgica o atópica, conjuntivitis papilar gigante, queratoconjuntivitis y reacciones de hipersensibilidad tipo I. Es una excelente opción para el tratamiento inicial y de mantenimiento de conjuntivitis alérgicas vernales o primaverales, atópicas y papilares gigantes. Para iniciar el tratamiento de monoterapia con este producto, se seleccionan los casos de conjuntivis alérgica vernal o atópica, con papilas inflamatorias grado 1 o máximo grado 2, según la escala de Bonini, que no requieran politerapia con corticosteroides o aines.

El *Pemirolast potásico 0,1 %* es un estabilizador de mastocitos que inhibe *in vivo* de forma inmediata la reacción de hipersensibilidad tipo I. Estudios clínicos han demostrado que el Pemirolast inhibe el antígeno inducido por los mediadores inflamatorios, como los leucotrienos C4, D4, E4, desde los mastocitos. Además reduce la quemotaxis de los eosinófilos dentro del tejido ocular y bloquea la migración de mediadores a partir de los eosinófilos. Al igual que otros agentes estabilizadores de mastocitos, su mecanismo de acción inicia al disminuir el calcio intracelular de los mastocitos, y de esta manera impide su degranulación y liberación de histamina, mediante la inactivación y polimerización de actina. Bloquea autocorticoides y triptasa, y previene la salida de mediadores químicos causadores de alergias. Inhibe leucotrienos LT-B4 y LT-C4 y bloquea el complemento, controlando así la sintomatología alérgica en casos de queratoconjuntivitis vernal, alérgica o atópica, conjuntivitis papilar gigante, queratoconjuntivitis y reacciones de hipersensibilidad tipo I. La administración tópica de Pemirolast se debe realizar cada cuatro o seis horas, durante un periodo inicial de 30 días, y según la evolución del caso, su uso debe prolongarse.

En los casos con papilas inflamatorias grado 2-3 o nódulos de Horner Trantas grado 2, KCV o KCA, es necesario fraccionar el tratamiento en dos fases: inicio y mantenimiento. La fase de inicio en el tratamiento tiene como objetivo reducir los signos inflamatorios como nódulos de Trantas, papilas y edema; para ello se debe iniciar el tratamiento con corticosteroides, siempre y cuando la córnea se encuentre totalmente epitelizada. En los casos en los que exista desepitelización corneal (figura 9), el tratamiento debe iniciarse con un lubricante viscoso durante dos o tres días para reepitelizar la superficie corneal y de esta manera dar inicio a la primera fase del tratamiento para la alergia. El uso de ácido poliacrílico o carbómero en ungüento oftálmico con inmovilización palpebral ha demostrado alta eficacia.

Figura 9. Desepitelización corneal en KCV

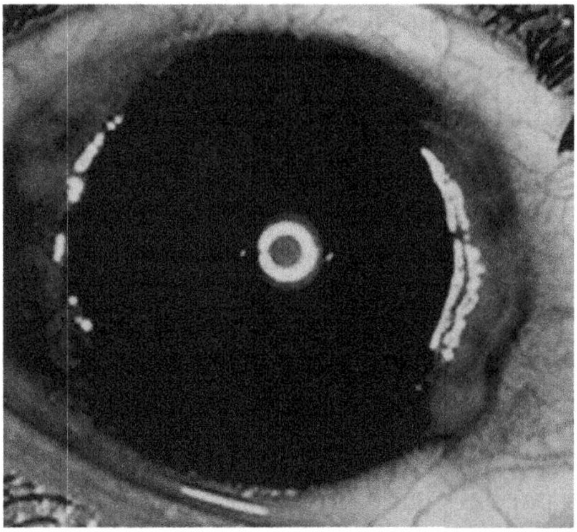

Fuente: elaboración propia.

Los corticoides indicados en estos casos son el etabonato de loteprednol y fluorometolona, principalmente, y su dosificación depende del grado de severidad, con reducción paulatina de la dosis. Sin embargo, en casos de inflamación severa el uso de prednisolona y rimexolona ha demostrado resultados exitosos, teniendo en cuenta la asociación que tienen estos corticosteroides en el aumento de la presión intraocular.

Una vez se finaliza el tratamiento antiinflamatorio, se inicia la fase de mantenimiento con la administración de los estabilizadores de mastocitos, que para casos severos tiene alta eficacia el N acetil-aspartil glutámico, administrado inicialmente cada ocho horas durante 30 días, y después del control y de la reducción de signos la dosificación se cambia a periodos de doce horas de administración.

Es importante aclarar que la administración de lodoxamida o N acetil-aspartil glutámico tiene muy poca acción sobre la sintomatología propia de las conjuntivitis alérgicas, por ello en situaciones en las que se tenga simultánea presentación de signos y síntomas se recomienda la utilización de agentes con actividad simultánea. No obstante, si la actividad inflamatoria, es decir, la presentación de signos, supera los síntomas, se prefiere utilizar los estabilizadores simples. Una vez se termina el periodo de treinta días, es necesario continuar el tratamiento por tres meses más, hacer control de nuevo y tomar decisiones sobre dosificaciones, tras una o dos semanas en las que se administre únicamente lubricante ocular. De esta manera, se puede reducir la administración del medicamento y se vuelve a repetir el mismo procedimiento de seguimiento, control y verificación de dosis, durante tres periodos más, es decir, mínimo nueve meses. La experiencia en el manejo de estos casos indica que en cada trimestre de seguimiento a este tipo de patología, el administrar un placebo durante una o dos semanas genera una reacción inmunológica cada vez con menos hipersensibilidad, lo que representará un control paulatino de los signos inflamatorios en este tipo de condiciones. Por supuesto, no se debe olvidar que al tratamiento se debe incorporar alternativas de protección visual, como el uso de lentes fotocromáticos o filtros de absorción ultravioleta, así como medidas físicas de limpieza palpebral, periocular e higiene facial y capilar, que impide la colonización de algunos parásitos y alérgenos reactivos.

3.4. GRUPO TERAPÉUTICO: ESTABILIZADORES DE MASTOCITOS CON ACCIÓN ANTIHISTAMÍNICA

Inhiben la señalización celular de los mastocitos y la liberación de histamina, que actúan disminuyendo el calcio intracelular de los mastocitos para evitar la degranulación de histamina; de esta manera, reducen los signos inflamatorios de la conjuntivitis alérgica como la reacción papilar y los nódulos de Trantas. Son agentes antileucotriénicos, pues tienen un efectivo control sobre las citoquinas proinflamatorias y las interleuquinas presentes en QCV, QCA.

El *fumarato de ketotifeno* es un antihistamínico H1 usado inicialmente por vía oral para el tratamiento profiláctico del asma bronquial y otras manifestaciones de la enfermedad atópica, aunque no para su tratamiento en fase aguda. Es conocida su acción de estabilizador de los mastocitos e inhibidor de la liberación de mediadores de la inflamación, como leucotrienos. Dado su potente antagonismo con los receptores de la histamina H1, ha demostrado una mejoría (de moderada a marcada) en los síntomas y signos de la conjuntivitis alérgica, con un inicio y duración del efecto del todo comparable a otros antihistamínicos de segunda generación como la levocabastina y la emedastina. Pero su acción más interesante es la inhibición de la degradulación de la histamina en la membrana de los mastocitos, con lo cual se evita la quimiotaxis y el efecto del complemento. En el tópico ocular produce un ligero escozor en algunos pacientes tras su aplicación, y su dosificación es de dos veces al día. Es el único antialérgico ocular que está disponible en presentación monodosis sin conservantes. Ello permite que no esté contraindicado en portadores de lentes de contacto.

La *olopatadina* posee también un doble mecanismo de acción al presentar un antagonismo selectivo de los receptores H1, además de estabilizador de los mastocitos. Produce una inhibición de la secreción de distintas citocinas diez veces superior a lo esperado por su afinidad a los receptores H1. En un estudio clínico comparativo con ketotifeno, la olopatadina administrada tópicamente no produjo intolerancia local alguna, y consiguió una mejoría de síntomas en un número de pacientes superior en distintos intervalos de tiempo durante dos semanas de tratamiento, y se ha usado con éxito en reacciones alérgicas por lente de contacto sin interrumpir su uso.

La *epinastina* presenta una acción antagonista sobre los receptores H1 de la histamina, capaz de modular la acumulación de células inflamatorias y estabilizar los mastocitos, responsables de la liberación de una amplia gama de mediadores bioquímicos de la respuesta alérgica (entre ellos, la propia histamina). También inhibe la expresión de moléculas de adhesividad implicadas en el proceso quimiotáctico. Además de su efecto antagonista H1, la epinastina tiene afinidad sobre los receptores a1 y a2 adrenérgicos, y de 5-HT 2 de la serotonina, inhibe la quimiotaxis eosinofílica e impide la liberación de interlequina 8 (IL-8) a partir de los eosinófilos. También, inhibe la expresión de moléculas de adhesividad implicadas en el proceso quimiotáctico, en especial de CD1. Está indicada para la resolución de signos y síntomas oculares de la conjuntivitis alérgica estacional y atópicas. Sus efectos adversos incluyen molestias oculares, queratitis, visión borrosa, sequedad de boca, rinitis y eritema. La dosis recomendada es de una gota dos veces al día (o con un intervalo de ocho horas) en el saco conjuntival de los ojos afectados. Se puede utilizar en pacientes pediátricos (de doce años o mayores) a la misma dosis que en adultos (Bartlett y Sireth, 2008).

La *alcaftadina* es un estabilizador de membrana de mastocitos con acción fuerte antihistamínica que tiene alta eficacia en la resolución del prurito por bloqueo antihistamínico H1 y modula la acumulación de células inflamatorias. Se usa recientemente en QCV, con grados moderados, en los que el paciente presenta mayor sintomatología asociada a prurito, más que signos inflamatorios. El grado de aceptación en la mucosa conjuntival y adherencia de los pacientes es muy alto, lo que significa una gran alternativa en los casos de CAP.

La *bepostastina besilato* al 1,5 % es el más reciente producto aprobado para el manejo terapéutico de la conjuntivitis alérgica. Es un estabilizador de membrana de mastocitos con acción antihistamínica que tiene alta eficacia en la resolución del prurito, hiperemia y edema asociado con las conjuntivitis alérgicas. Tiene acción antagonista sobre los receptores H1 y H4 de la histamina; es capaz de modular la acumulación de células inflamatorias como eosinofilos y estabilizar los mastocitos, responsables de la liberación de una amplia gama de mediadores bioquímicos de la respuesta alérgica como IL-5 y LTB4 (leucotrienos). Inhibe la expresión de moléculas de adhesividad implicadas en el proceso quimiotáctico.

Ensayos clínicos demostraron que utilizar bepotastina al 1,5 % en intervalos de una gota dos veces al día disminuye el 75 % de los signos inflamatorios.

La selección de los diferentes agentes asociados depende de la severidad de signos o síntomas. Por ello en los casos iniciales de QCV o QCA principalmente en los niños, se recomienda el uso de olopatadina, que representa uno de los estabilizadores más efectivos, con buena tolerancia y excelente biodisponibilidad. Dosificaciones cada 12 horas deben ser el inicio del tratamiento, teniendo en cuenta lo que se mencionó frente a la necesidad de implementación de una fase de inicio y otra de mantenimiento en los casos de signos inflamatorios muy severos.

El uso de olopatadina frente al fumorato de ketotifeno ha sido objeto de múltiples estudios de eficacia (Boddeda, Vijaya y Battu, 2014; Bremond-Gignac, 2002; López-Piedrahita, Sánchez y Ramírez, 2013), con lo cual se demuestran perfiles muy cercanos, con diferencias en el uso crónico; el ketotifeno demuestra tener mayor efectividad prolongada. En casos en los que la presentación de signos sea muy marcada, se prefiere iniciar con estabilizadores simples o iniciar el uso de corticosteroides en la etapa inicial, con una fase de mantenimiento con epinastina. Este estabilizador de membrana de mastocito cumple una acción antiinflamatoria indirecta sobre los mediadores quimiotáxicos, manteniendo la superficie ocular libre de migración leucocitaria, así como con actividad anticomplemento, lo cual reduce la cronicidad en casos de QCV, QCA.

El uso de azelastina o alcaftadina en casos de QCV, QCA y CAP se debe limitar a situaciones con síntomas exacerbados, más que signos visibles, pues la inhibición sobre el receptor H1 es muy potente en estos fármacos, siendo agentes muy efectivos en el control del prurito ocular.

3.5. VASOCONSTRICTORES

Son los primeros agentes tópicos, solos o en combinación con antihistamínicos, usados para el tratamiento de la conjuntivitis alérgica. Reducen el enrojecimiento ocular y el edema palpebral al provocar una vasoconstricción sanguínea y por tanto su acción es puramente sintomática. El mecanismo de acción consiste en estimular los receptores alfaadrenérgicos localizados en los vasos sanguíneos, pero también en otras estructuras oculares como por ejemplo en el iris. El efecto descongestivo, en el caso de la *tetrahidrozolina, nafazolina* y *oximetazolina,* dura unas ocho horas en las primeras aplicaciones, aunque se va reduciendo a menos de seis horas con el paso de los días de utilización.

En el caso de las conjuntivitis alérgicas perennes y estacionales caracterizadas por la fuerte hiperemia conjuntival, el uso complementario de vasoconstrictores supone un agente farmacológico con actividad temporal que ayuda a experimentar al paciente.

3.6. CORTICOSTEROIDES

Los *corticosteroides de uso tópico* son agentes antiinflamatorios de alta potencia que bloquean la formación de ácido araquidónico y la infiltración celular, así como la quimiotaxis. El inicio de la fase aguda de la inflamación depende de factores inmunológicos innatos, que generan las primeras reacciones como los cambios hemodinámicos en el calibre vascular. De esta manera, como respuesta a la agresión, se inicia una rápida vasoconstricción arteriolar, seguida por una profunda vasodilatación e hiperemia activa, que produce enrojecimiento y aumento de la temperatura. Entre tanto, se produce aumento de la extravasación de líquido, acompañada con la migración de los leucocitos (polimorfonucleares neutrófilos y macrófagos) que se adhieren al endotelio vascular, lo atraviesan y se dirigen a los espacios intercelulares. Esto genera en el endotelio vascular aumento de su permeabilidad y la salida de líquidos, proteínas y células: exudados que a su vez, por la presencia de los mediadores químicos de la inflamación, producen necrosis del endotelio y la presencia de factores crónicos de la inflamación, como diversas enzimas hidrolíticas y radicales libres de oxígeno que dañan los tejidos. El daño tisular activa su reparación por parte de los fibroblastos y factores de crecimiento que activan colágeno, pero que en muchas ocasiones generan una cicatrización irreparable del tejido.

La lesión tisular se prolonga por la acción fagocitaria de los leucocitos, a través de enzimas, mediadores químicos y radicales libres de oxígeno que se aligeran en el proceso de la inflamación. El reconocimiento de microorganismos por medio de los macrófagos se activa a través de citoquinas como las interleuquinas/IL-1 y el factor de necrosis tumoral/TNF-α, que favorecen la migración leucocitaria y a su vez producen mediadores como serotonina e histamina.

Simultáneamente, por acción sobre las fosfolipasas celulares se libera el ácido araquidónico que se metaboliza por la vía de la ciclooxigenasa y lipooxigenasa, cuyos derivados eicosanoides, como las prostaglandinas, son señalizadores inflamatorios que producen vasodilatación, dolor, fiebre y agregación plaquetaria. Para detener el proceso de la inflamación que acompaña patologías oculares infecciosas, alérgicas, traumas, etc., se utilizan agentes antiinflamatorios esteroideos o no esteroideos, como acompañantes a los agentes farmacológicos específicos como antibióticos, antialérgicos, etc.

Los corticosteroides o agentes antiinflamatorios esteroideos se usan en inflamaciones agudas e intensas de segmento anterior y procesos degenerativos oculares, debido a su capacidad de inhibir síntesis de sustancias inflamatorias (figura 10).

La inhibición de la fosfolipasa A2 previene la biosíntesis del ácido araquidónico y la subsecuente formación de ciclooxigenasa, lipooxigenasa, prostaglandinas, tromboxanos, modulando la respuesta inflamatoria específica en patologías oculares de párpados, como blefaritis alérgicas, dermatoblefaritis por herpes zoster, conjuntivitis alérgicas, queratitis disciforme, queratoconjuntivitis vernal y atópica, uveítis anterior, escleritis y episcleritis.

El rápido volumen de distribución de este grupo de fármacos permite una respuesta antiinflamatoria rápida, aunque pueden presentarse algunos efectos adversos en su uso, como aumento en presión intraocular, infecciones por la depresión del sistema inmunológico, irritación corneal y opacidades en cristalino subcapsulares. El aumento de la presión intraocular/PIO es uno de los efectos indeseables más frecuentes del uso de los corticosteroides, y se debe principalmente a la inhibición de las prostaglandinas, las cuales a nivel de uveo esclera y malla trabecular (PG F2) ejercen una acción favorable sobre el drenaje del humor acuoso; de esta manera, su inhibición impide el flujo adecuado de humor acuoso y eleva la presión intraocular. Es así como la administración crónica de corticosteroides altera los lípidos de la cápsula del cristalino, lo que genera opacidades. Por esta razón, el uso de los corticosteroides debe realizarse con precaución, pero a la vez no se deben olvidar sus efectos eficaces.

Figura 10. Cascada del ácido araquidónico y metabolitos inflamatorios

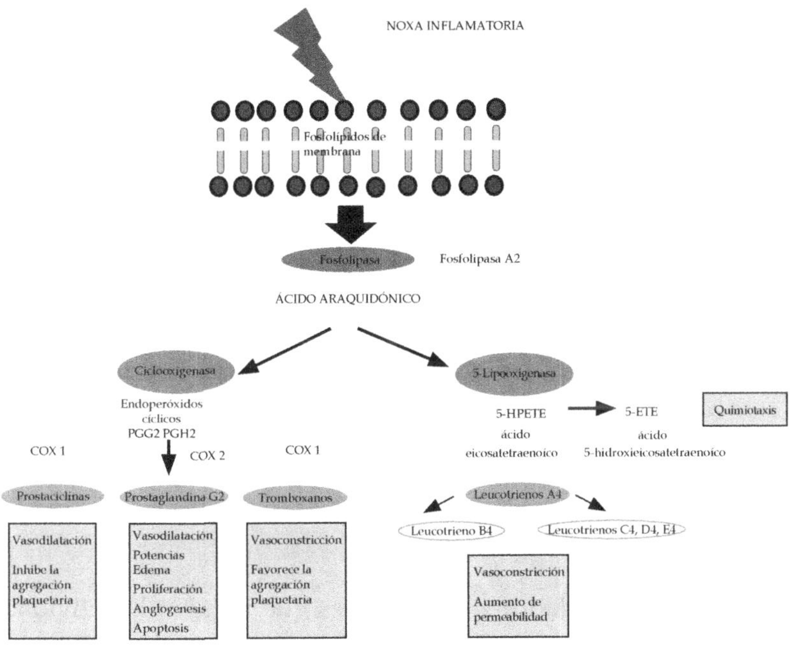

Fuente: elaboración propia.

Algunas contraindicaciones generales en el uso de los corticosteroides tópicos incluyen su uso en pacientes con glaucoma o con ángulos estrechos, así como pacientes con infecciones oculares y que tengan lesiones en el epitelio corneal, ya que su absorción se magnifica y puede ocasionar toxicidad ocular. Los pacientes que requieran el uso de corticosteroides tópicos deben ser evaluados frecuentemente, para tener evidencias del estado de su PIO, córnea y cristalino (Becker, 1965).

Las dosificaciones de los corticoides deben realizarse en forma paulatina; es decir, en la fase aguda de la inflamación se pueden iniciar frecuencias de uso cada cuatro horas, y la aplicación se disminuye después de la primera semana, a cada seis u ocho horas, hasta finalizar con frecuencias de uso cada doce a veinticuatro horas.

Los corticoides que evidencian eficacia clínica en las conjuntivitis alérgicas, ya sea como monoterapia (CPG) o como terapia en fase de inicio, son el etabonato de loteprednol y la fluorometolona, principalmente, y su dosificación depende del grado de severidad, con reducción paulatina de la dosis. Sin embargo, en casos de inflamación severa, el uso de prednisolona y rimexolona ha demostrado resultados exitosos, teniendo en cuenta la asociación que tienen estos corticosteroides en el aumento de la presión intraocular.

3.7. INMUNOMODULADORES

Los inmunomoduladores son agentes que regulan la actividad proinflamatoria de los linfocitos T; en el ojo se encuentra disponible el *tacrolimus*, que es un derivado de la *Streptomyces tsukubaensis*, un hongo del cual se generó su maravilloso efecto farmacológico, mediante la regulación de la actividad inmunológica de los linfocitos T e IL-2. El tacrolimus pertenece al grupo de inhibidores tópicos de la calcineurina, que bloquea la actividad quimitáctica de linfocitos T, reduciéndola. Se ha estudiado su seguridad y eficacia en reducir la inflamación severa y progresiva resistente a tratamiento con corticosteroides, y de esta manera las experiencias farmacológicas con este inmunomodulador buscan mejorar la calidad de vida tanto en adultos como en niños con QCA. La potencia antiinflamatoria del tacrolimus es similar al corticosteroide de actividad intermedia. En contraste con los esteroides tópicos, este no induce atrofia de piel. Está disponible en forma farmacéutica de ungüento, y en general se encuentra como crema dermatológica que se utiliza para los casos de rosácea ocular y blefaritis asociada. Es utilizado en los casos de QCA asociada a dermatitis y blefaritis atópica.

La *ciclosporina A* es un péptido de aminoácidos, no ribosomal, derivado del hongo *Tolypocladium inflatum Gams*. Las características físico-químicas de esta molécula, como su tamaño e hidrofobicidad, generan dificultades en la absorción tópica. Se une con alta afinidad a la ciclofilina A (abundante en los linfocitos T). El complejo CsA-ciclofilina se asocia con otra proteína citosólica, la calcineurina, y este complejo inhibe la desfosforilación del factor nuclear de las células T activadas, lo cual genera inhibición en el proceso quimiotáctico, y así se impide la transcripción de las citoquinas (Rhee y Mansour, 2011), así como la reducción en la transcripción de linfocinas y función de las células T-efectoras (linfocitos T efectores), sin afectar la actividad citostática. La ciclosporina A inhibe la apertura del poro de transición de permeabilidad mitocondrial; así, inhibe la liberación del citocromo C, un potente factor de estimulación de apoptosis, por lo cual es de gran utilidad clínica en QCA. La ciclosporina fue diseñada para unirse a la proteína citosólica ciclofilina (una inmunofilina) de linfocitos T. Este complejo de ciclosporina y ciclofilina inhibe la calcineurina, la cual, bajo circunstancias normales, es responsable de activar la transcripción de interleuquina-2 (IL-2).

La administración tópica de ciclosporina ha sido objeto de varias investigaciones, principalmente por la dificultad de absorción de la molécula. Sin embargo, se ha demostrado que el uso de dosificaciones cada doce horas disminuye los signos inflamatorios en QCV y QCA, pero en muchas ocasiones la administración de este agente genera intolerancia. Debido a la acción modulatoria de la actividad inmunológica, la eficacia clínica de la ciclosporina tiene una mayor concentración estacionaria, es decir, en el tiempo su efecto tiene mayor eficacia, y solo se obtienen resultados, con varias semanas de administración.

Actualmente se estudia la actividad de fármacos como anticuerpos monoclonales tópicos como el *omalizumab*, para el tratamiento de QCA y casos refractarios de QCV. Este fármaco es un anticuerpo anti-IgE monoclonal derivado del ADN recombinante, que se une a la IgE circulante, con lo cual controla la fase de activación de linfocitos B por reducción de IgE libre (Williams y Sheppard, 2005).

Capítulo 4

Casos clínicos

A manera de conclusión, se presentan tres casos clínicos que integran el diagnóstico y tratamiento en diferentes presentaciones de conjuntivitis alérgicas.

4.1. PRIMER CASO

Es un paciente colombiano (Bogotá, zona urbana central), de sexo masculino con 12 años de edad, estudiante de sexto grado; acompañado por su madre, quien informa que el niño presenta enrojecimiento ocular con lagrimeo y prurito marcado. El cuadro es persistente, y en ocasiones empeora. Aproximadamente ocho meses de evolución. No presenta antecedentes sistémicos ni tratamiento previo. En el examen ocular de segmento anterior se observa el registro que se muestra en la tabla 5.

Tabla 5. Caso clínico 1

	Ojo derecho	Ojo izquierdo
Agudeza visual (VL)	1,0	1,0
Test de integridad epitelial (tinción con fluoresceína)	Negativo	Negativo
Presión intraocular	12 mmHg	12 mmHg
Biomicroscopía	Hiperemia generalizada moderada, mayor en conjuntiva bulbar que tarsal. No presenta reacción papilar ni folicular. Descarga mucosa leve en fondo de saco. Córnea transparente, ausencia de desepitelización.	Hiperemia generalizada moderada, mayor en conjuntiva bulbar que tarsal. No presenta reacción papilar ni folicular. Descarga mucosa leve en fondo de saco. Córnea transparente, ausencia de desepitelización.
Fotografías	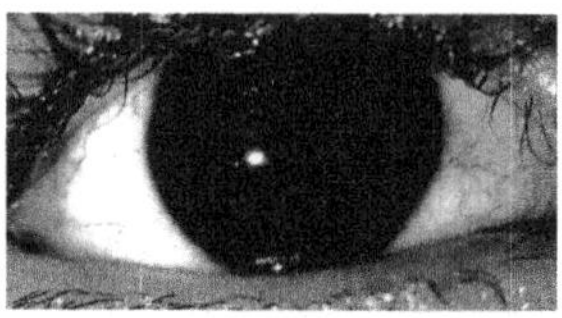	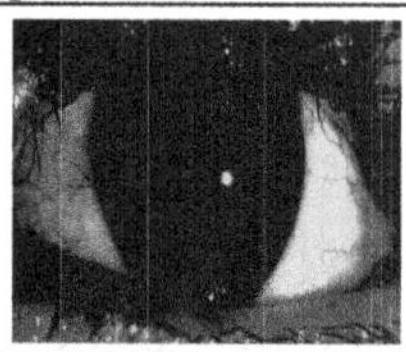
	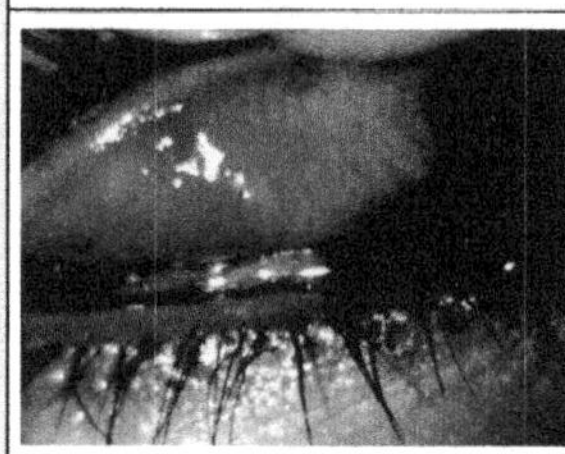	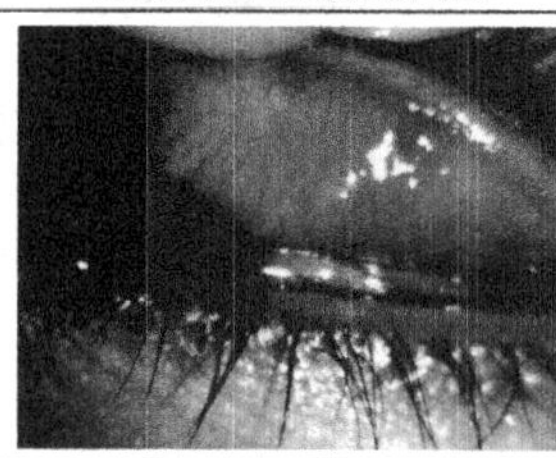
Diagnóstico	CAP	
Tratamiento	Para el tratamiento en este tipo de conjuntivitis caracterizada por la mediación de IgE, se debe iniciar con factores físicos que inhiben la respuesta inflamatoria local; aplicación de compresas frías y lavado permanente de cara y pelo. La administración farmacológica debe iniciar con el uso de un antihistamínico para el control de la sintomatología, que es lo más evidente en este caso. La administración de emedastina al 0,5 % con dosis cada 6 horas por 30 días disminuirá estos síntomas. Se debe acompañar el tratamiento con oximetazolina 0,025 %, vasoconstrictor tópico, para reducir la hiperemia localizada. Su uso debe limitarse a 20 días. Otra opción disponible en Colombia es feniramina clorhidrato 0,3 % que viene acompañada con nafazolina al 0,025 % se convierte en un medicamento útil, ya que aborda los dos objetivos por tratar: el prurito y la hiperemia.	

Fuente: elaboración propia.

4.2. SEGUNDO CASO

Es una paciente colombiana (Bogotá, zona urbana central), de sexo femenino y 11 años de edad, acompañada por sus padres, quienes informan que ha sido diagnosticada con conjuntivitis alérgica desde los nueve años, con tratamiento tópico de olopatadina. Se refiere la presentación de signos y síntomas con periodos de exacerbación. Actualmente presenta fuerte enrojecimiento ocular mayor en OD, fotofobia en este ojo, prurito marcado, sensación de cuerpo extraño. El cuadro es persistente, y en ocasiones empeora. No presenta antecedentes sistémicos. En el examen ocular de segmento anterior se observa el siguiente registro que se muestra en la tabla 6.

Tabla 6. Caso clínico 2

	Ojo derecho	**Ojo izquierdo**
Agudeza visual (VL)	0,8	1,0
Test de integridad epitelial (tinción con fluoresceína)	Positivo 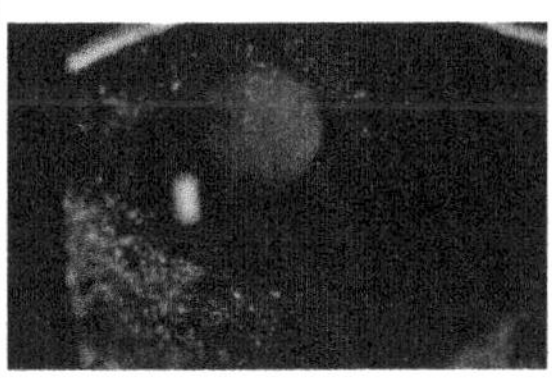	Negativo
Presión intraocular	No se toma	12 mmHg
Biomicroscopía	Hiperemia generalizada moderada, mayor en conjuntiva bulbar que tarsal. Reacción papilar marcada y descarga mucosa moderada en fondo de saco. Nódulos de Horner Trantas. Desepitelización grado 3, difusa.	Hiperemia generalizada moderada, mayor en conjuntiva bulbar que tarsal. Reacción papilar marcada y descarga mucosa leve en fondo de saco. Nódulos de Trantas. Córnea transparente, ausencia de desepitelización.

	Ojo derecho	Ojo izquierdo
Fotografías	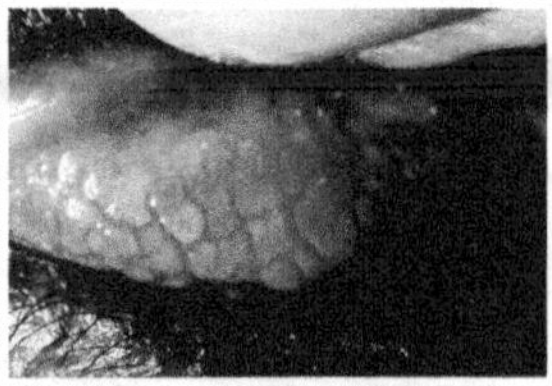 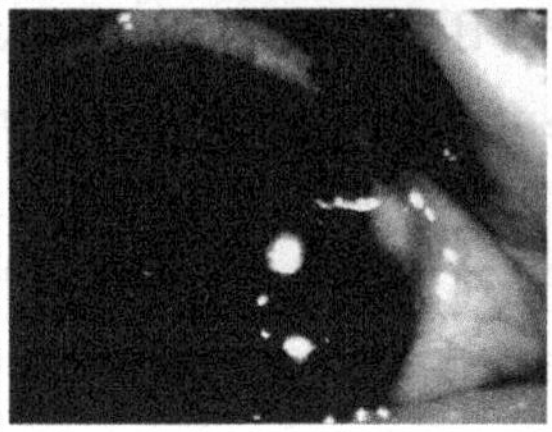	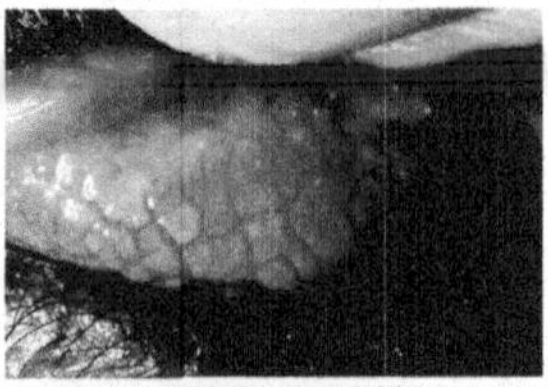 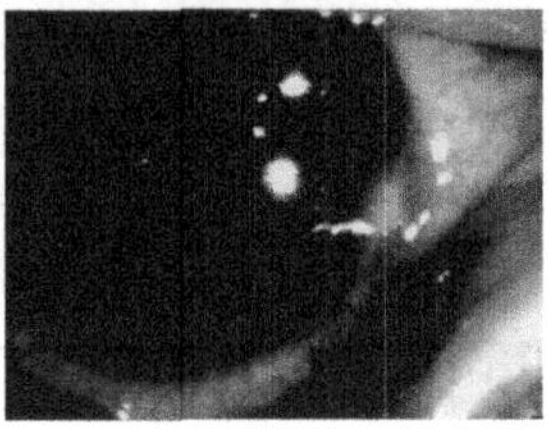
Diagnóstico	KCV con desepitelización OD	
Tratamiento	Para el tratamiento en este tipo de conjuntivitis se debe iniciar la reepitelización de la córnea del ojo derecho. La administración de ácido poliacrílico en ungüento oftálmico y parchar el ojo durante 48 horas mejora considerablemente el estado corneal. El tratamiento se debe iniciar con una fase antiinflamatoria basada en la presentación marcada de los signos inflamatorios, tanto tarsal como limbal. Es por esto por lo que el uso de loteprednol al 0,5 % en administraciones cada 6 horas durante los primeros cinco días mejora considerablemente la sensación de cuerpo extraño y reduce los signos inflamatorios. Después de estos primeros días, se debe cambiar la dosificación a periodos de administración con intervalos de 8 a 12 horas hasta completar 10 días, y finalizar con administraciones entre 12 y 24 horas hasta terminar 15 días. Durante la segunda o tercera semana de tratamiento antiinflamatorio se puede dar inicio al tratamiento de mantenimiento que tendrá como objetivo reducir el prurito y mantener desinflamada la superficie ocular, y así impedir la aparición de la respuesta inflamatoria alérgica. En este caso, la elección de un agente como la epinastina tendrá gran eficacia. La administración debe iniciar con dosis cada 12 u 8 horas, según la severidad de los signos. Los tratamientos en estos casos deben prolongarse por lo menos nueve meses, con controles periódicos en pro del seguimiento.	

Fuente: elaboración propia.

4.3. TERCER CASO

Es un paciente colombiano (Bogotá, zona urbana central), de sexo masculino y 13 años de edad, acompañado por sus padres, quienes informan que ha sido diagnosticado con conjuntivitis alérgica desde los ocho años, con tratamiento tópico de cromoglicato de sodio. Tiene enrojecimiento ocular, sensación de cuerpo extraño. El cuadro es persistente, y en ocasiones empeora. Presenta dermatitis alérgica y asma, controlada con cetirizina y pomada de betametasona para las zonas de piel irritadas. Desde los seis años el paciente ha utilizado bromuro de ipratropio para el control de los cuadros de broncoespasmo asmáticos. Este medicamento es antagonista colinérgico muscarinicos (antagoniza la ac. músculo bronquial), lo que produce broncodilatación. En el examen ocular de segmento anterior se observa el registro que se muestra en la tabla 7.

Tabla 7. Caso clínico 3

	Ojo derecho	**Ojo izquierdo**
Agudeza visual (VL)	0,8	1,0
Test de integridad epitelial (tinción con fluoresceína)	Negativo	Negativo
Presion intraocular	11 mmHg	11 mmHg
Biomicroscopía	Edema palpebral y eritema periocular localizado. Madarosis leve, ausencia de secreción en pestañas o margen palpebral. Hiperemia generalizada moderada, mayor en conjuntiva bulbar que tarsal. Reacción papilar marcada y descarga mucosa moderada en fondo de saco. Nódulos de Horner Trantas localizados a las 6 y 9, ausencia de desepitelización.	Edema palpebral y eritema periocular localizado. Madarosis leve, ausencia de secreción en pestañas o margen palpebral. Se observa hiperemia generalizada moderada, mayor en conjuntiva bulbar que tarsal. Reacción papilar marcada y descarga mucosa leve en fondo de saco. Nódulos de Trantas leves. Córnea transparente, ausencia de desepitelización.

	Ojo derecho	Ojo izquierdo
Fotografías	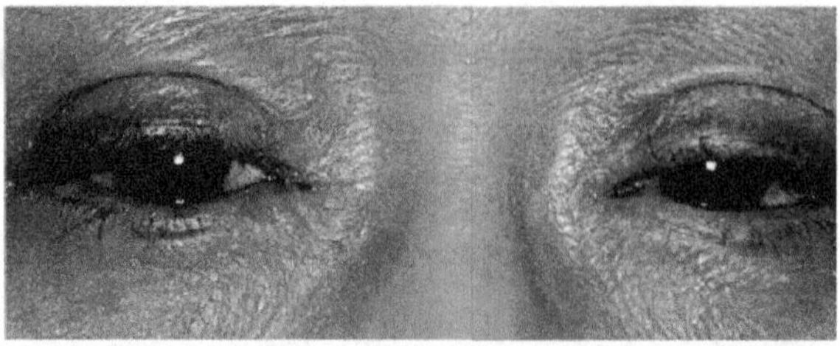 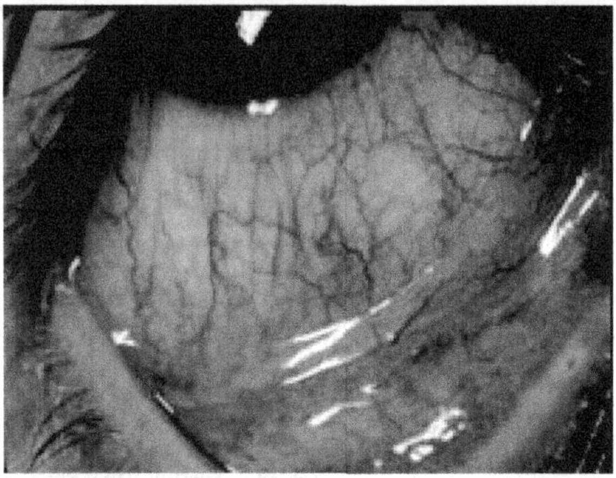 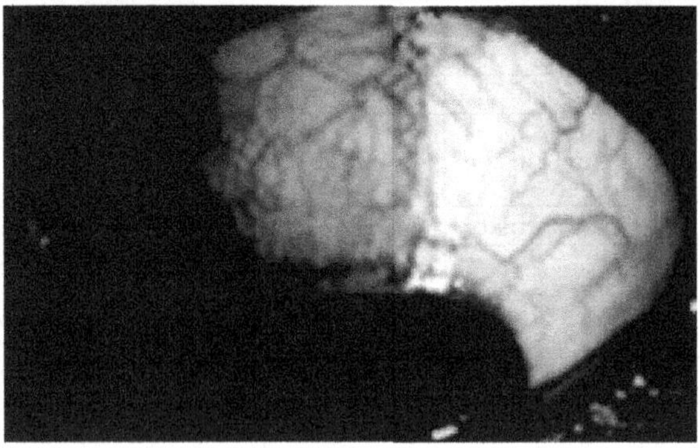	
Diagnóstico	KCA asociada a dermatitis atópica	

	Ojo derecho	Ojo izquierdo
Tratamiento	El tratamiento ocular debe ser complementario al tratamiento sistémico. Para iniciar se debe reflexionar sobre el agente broncodilatador que usa el paciente: un antagonista muscarínico que tiene un efecto de hiposecreción lagrimal y acentúa el cuadro de inflamación. Por lo tanto, el tratamiento tópico se debe acompañar de lubricantes oculares. La fase de inicio debe considerar el uso de un antiinflamatorio tópico como el acetato de prednisolona con actividad potente, que reduce la formación de papilas y nódulos de Trantas. La dosis terapéutica recomendada es similar a la del caso 2. En casos refractarios al uso de corticoides se implementa el uso de ciclosporina A al 0,5 % con dosificaciones cada 12 horas. Sin embargo, el uso de esta alternativa solo se debe iniciar después de utilizar el corticoide. El tratamiento de mantenimiento en este caso en el que predominan los signos debe buscar un efecto estabilizador de mastocitos y antileucotrienico, por lo cual el uso de N-acetil-aspartil-glutámico al 4,9 % muestra gran eficacia. Administraciones iniciales cada 8 horas y cambio a 12 horas en el primer mes reducirán visiblemente los signos. No olvidar que la administración de un lubricante ocular como el ácido hialurónico que hidrata y repara es de gran utilidad para contrarrestar el efecto desecante del bromuro de ipratropio. El efecto tópico en estos casos de KCA es limitado y depende del estado de salud general del paciente; por ello la administración tópica facial y palpebral de un inmunomulador, como el tacrolimus, es efectiva y complementa el tratamiento. Los tratamientos en estos casos deben prolongarse por lo menos nueve meses, con controles periódicos en pro del seguimiento. Para estos controles es necesario hacer seguimiento, al inicio cada mes, y después trimestralmente. Se recomienda dejar una semana de *clearance*, es decir, una semana sin administrar el tratamiento de mantenimiento, y solo administrar lubricante ocular. Es probable que los síntomas y signos reaparezcan, situación en la que es imperativo continuar con la misma dosificación; sin embargo, muchos de los casos reducen ostensiblemente la sintomatología y los signos, por lo cual se puede cambiar de medicamento o de concentración. Para este caso, se puede cambiar al uso prolongado con ketotifeno fumarato por otro periodo trimestral, luego del cual se hará un corte nuevamente, con otro *clearance*, pero de dos semanas, y allí se puede reducir la concentración de este. El método de *clearance* y redosificación contribuye mucho a la estabilización y reducción de signos y síntomas, lo que muestra una mejoría del paciente en periodos de 9 a 18 meses.	

Fuente: elaboración propia.

Referencias

Abelston, S. (2012). *Clinical efficacy of topical azithromycin 1.0 % in blepharitis patients*. Londres: Elsevier.

Aguilar, A. J. (2000). Comparative study of clinical efficacy and tolerance in seasonal allergic conjunctivitis management with 0.1 % olopatadine hydrochloride versus 0.05 % ketotifen fumarate. *Acta Ophthalmol Scand Suppl*, (230), 52-55.

Bartlett, J. y Sireth, D. (2008). *Clinical ocular pharmacology* (5ª. ed.). St. Louis, MO: Butterworth-Heinemann-Elsevier.

Bartra, J. y Arrondo, E. (2005). *Actualización en alergia ocular* (vol. 1). Barcelona: Glosa.

BenEzra, D. (2006). *Classification of blepharitis and conjunctivitis*. Barcelona: Glosa.

Becker, B. (1965). Intraocular pressure response to topical corticosteroids. *IOVS, 4*(2), 198-203.

Bielory, B. y Bielory, L. (2010). Atopic dermatitis and keratoconjunctivitis. *Immunological and Clinical Allegy News, 30*(10), 323-329.

Boddeda, B., Vijaya, R. y Battu, H. (14 de febrero de 2014). A review on mucoadhesive polymers in ophthalmics. *International Journal of Pharmaceutical Sciences Review and Research*, 24(1), 237-245.

Bonini, S., Sacchetti, M., Mantelli, F. y Lambiase, A. (2007). Clinical grading of vernal keratoconjunctivitis. *Current Opinion in Allergy and Immunology*, *7*(5), 436-440.

Bremond-Gignac, D. (2002). The clinical spectrum of ocular allergy. *Current Allergy and Asthma*, 2(4), 321-324.

Corrales, R., Stern, M. E., De Paiva, C. S., Welch, J., Li, D. Q. y Pflugfelder, S. C. (2006). Desiccating stress stimulates expression of matrix metalloproteinases by the corneal epithelium. *Investigation Ophthalmology in Vision Sciences*, *47*(8), 3293-3302.

Creuzot-Garcher, C. y Hoang-Xuan, T. (2001). *Inflammatory diseases of the conjunctivae* (vol. 1). Londres: Thieme Publishers.

Garzón, J. (2011). *Farmacoterapia ocular: aplicaciones clínicas de la farmacología ocular en el segmento anterior* (vol. 1). Bogotá: Ediciones Unisalle.

González, J. R., Baiza-Durán, L. M., Núñez-Adame, R. M. y Cervantes, C. P. (2006). Estudio clínico comparativo del diclofenaco *vs* ketorolaco en el manejo sintomático de las conjuntivitis alérgicas en niños. *Revista Mexicana de Oftalmología*, *7*(4), 123-128.

Guglielmettia, S., Darta, J. y Calde, J. (2010, octubre). Atopic keratoconjunctivitis and atopic dermatitis. *Current Opinion in Allergy and Immunology*, *10*(5), 478-485.

Johnson, M. y Murphy, P. (2004). Changes in the tear film and ocular surface from dry eye syndrome. *Progress in Retinal and Eye Research, 23*(4), 449-479.

Karpeck, P. (2011). *Eyecare educators.* Recuperado de http://www.eyecareeducators.com/site/pearls_blepharitis_treatment_protocol.htm

Kumar, S. (2009). Vernal keratoconjunctivitis: A major review. *Acta Ophthalmologica, 87*(2), 133-135.

La Torre, A. y Núñez, M. X. (2002). Inmunología ocular: síndromes de ojo seco. *Colombia Médica, 33*(3), 113-122.

Leonardi, A., Dominicis, C. y Motterle, L. (2007). Immunopathogenesis of ocular allergy: a schematic approach to different clinical entities. *Current Opinion in Allergy and Clinical Immunology, 7*(2), 429-435.

Liu, J., Sheha, H. y Teng, S. C. (2010). Pathogenic role of *Demodex* mites in blepharitis. *Current Opinion Allergy Clinical Immunological, 10*(5), 505-510.

López-Piedrahita, E., Sánchez, J. y Ramírez, R. (2013). Efectividad de la inmunoterapia con alergenos en pacientes con queratoconjuntivitis vernal. *Revista Alergia México, 60*(1), 11-16.

Mission for Vision. (2005). *Anathomy of the human eye.* Recuperado de http://www.missionforvision.org/2010_10_01_archive.html

Pérez, R. (2012). *Estudio del efecto de las celulas madre mesenquimales sobre el segmento anterior del ojo en un modelo experimental de enfermedad injerto contra huesped ocular*. Salamanca: Ediciones Universidad de Salamanca.

Rajan, T. (2003). The Gell-Coombs classification of hypersensitivity reactions: a re-interpretations. *Trends in Immunology, 24*(7), 376-379.

Rhee, Y. y Mansour, H. (2011). Nanopharmaceuticals I: nanocarrier systems in drug delivery. *International Journal of Nanotechnology, 8*(2), 322-327.

Rodrigues, E. A. (1981). Langerhans cells in the normal conjunctiva. *Investigative Ophthalmology and Vision Sciences, 21*(5), 759-762.

Singh, K., Axelrod, S. y Bielory, L. (2010). The epidemiology of ocular and nasal allergy in the United States 1988-1994. *Journal of Allergy and Clinical Immunological, 126*(4), 778-783.

Watté, C. (2013). *Ocular immunology*. Bern, Suiza: University of Bern.

Williams, P. y Sheppard, J. (2005). Omalizumab: a future innovation for treatment of severe ocular allergy? *Expert Opinion in Biological Therapy, 5*(12), 1603-1609.

Zhoua, H., Lu, Q., Guo, Q., Chae, J., Fan, X., Elisseeff, J. H. y Grant, M. P. (2014). Vitrified collagen-based conjunctival equivalent for ocular surface reconstruction. *Biomaterials, 35*(1), 7398-7406.

El cuerpo de texto del libro
está compuesto en tipos Book Antiqua 10,5/15,5.
Esta obra se imprimió en los talleres de
Xpress Estudio Gráfico y Digital S.A.
con un tiraje de 300 ejemplares.
Universidad de La Salle
Noviembre de 2015

Made in United States
North Haven, CT
19 October 2026

20703412R00046